图说常见疾病自我诊查与疗养系列丛书

# 血液与造血系统健康

## 自查·自防·自养

主　编　孙　光

副主编　刘丹丹

编　者（按姓氏笔画排序）：

马瑞芳　付　婷　白雅君　刘丹丹

孙　光　闫宇辉　李良军　李晓兰

邹　原　陈艳君　施广霞　潘　平

中国协和医科大学出版社

**图书在版编目（CIP）数据**

血液与造血系统健康：自查·自防·自养／孙光主编. —北京：中国协和医科大学出版社，2015.4

（图说常见疾病自我诊查与疗养系列丛书）

ISBN 978-7-5679-0118-6

Ⅰ.①血… Ⅱ.①孙… Ⅲ.①血液病-防治 Ⅳ.①R552

中国版本图书馆 CIP 数据核字（2015）第 083851 号

图说常见疾病自我诊查与疗养系列丛书

**血液与造血系统健康：自查·自防·自养**

主　　编：孙　光
责任编辑：吴桂梅

出版发行：中国协和医科大学出版社
　　　　　（北京东单三条九号　邮编100730　电话65260378）
网　　址：www. pumcp. com
经　　销：新华书店总店北京发行所
印　　刷：北京佳艺恒彩印刷有限公司

开　　本：787×1092　　1/16 开
印　　张：10.5
字　　数：150 千字
版　　次：2015 年 6 月第 1 版　　2015 年 6 月第 1 次印刷
印　　数：1—4000
定　　价：25.00 元

ISBN 978-7-5679-0118-6

# 前　言

　　血液系统由血液和造血器官组成。血液由血浆及悬浮于其中的血细胞（红细胞、白细胞和血小板）组成。血液系统疾病指原发性的或可以造成血液和造血器官病变的疾病。造血系统是指机体内制造血液的整个系统，由造血器官和造血细胞组成，主要包括卵黄囊、胸腺、肝脏、骨髓、脾、肾、淋巴结。造血系统发生病理改变及血浆成分发生异常的疾病均属于造血系统疾病，习惯上称为血液病，包括再生障碍性贫血、溶血性贫血、粒细胞缺乏症、过敏性紫癜、白血病等。众所周知，血液病往往是难以治愈的，一旦发生，往往病程迁延，久治难愈。一提到血液病，很多人就感觉如同遇到了洪水猛兽，可知血液病的危害有多么大。珍爱生命，远离血液病的侵袭，我们有必要掌握一些有关血液病的知识。

　　我们对于疾病的认识往往停留在得了病该如何治疗上，其实很多时候，我们应该主动出击来预防疾病，不给它侵害我们身体的机会。这就需要"知己知彼"才能"百战不殆"。所以，对于血液与造血系统疾病来说，应该先了解血液与造血系统的特点、疾病的成因，这样才能清晰地认识疾病的症状，进而对疾病进行预防。您也许会问，如果已经患上血液病该怎么办？毋庸置疑，遵医嘱进行治疗是必不可少的，但我们自己在日常生活中对于疾病也不是束手无策的。我们可以从饮食和日常生活中的细节上最大程度地减轻疾病的伤害，保养自己。希望本书的出版能为广大民众的身体健康做出贡献。

　　由于编者水平有限，不足乃至谬误之处在所难免，望各位读者及同仁批评指正。

孙　光

2015 年 3 月

# 目 录

# 引　子

　　血液系统是组成机体的系统之一，包括骨髓、胸腺、淋巴结、脾脏等造血器官，以及通过血液循环散布在全身的血细胞及血浆，负责血细胞的生成、调节、破坏。

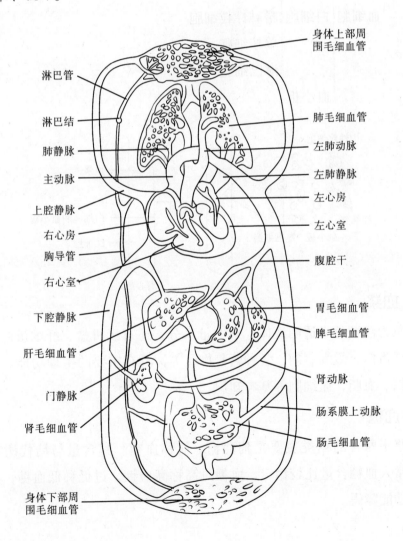

淋巴管

淋巴结

肺静脉

主动脉

上腔静脉

右心房

胸导管

右心室

下腔静脉

肝毛细血管

门静脉

肾毛细血管

身体下部周围毛细血管

身体上部周围毛细血管

肺毛细血管

左肺动脉

左肺静脉

左心房

左心室

腹腔干

胃毛细血管

脾毛细血管

肾动脉

肠系膜上动脉

肠毛细血管

### ★ 血液的组成

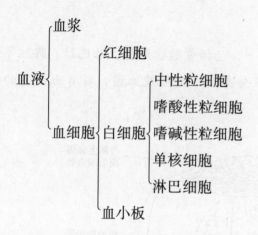

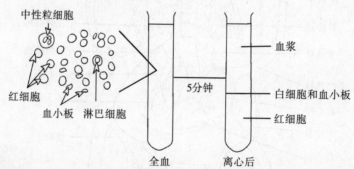

## 🩸 血浆

血浆为浅黄色半透明液体，含大量水分，还有无机盐、纤维蛋白原、白蛋白、球蛋白、激素、酶、各种营养物质等，具有重要的生理功能。下面将介绍血糖、血脂、血细胞等基本知识。

## 🩸 血糖

血浆中所含的糖类主要是葡萄糖，简称血糖。其含量与糖代谢密切相关，正常人血糖含量比较稳定，血糖过高称高血糖，过低称低血糖，都可导致机体功能障碍。

## 血脂

血浆中所含的脂肪类物质，统称血脂，包括磷脂、甘油三酯和胆固醇等。这些物质是构成细胞成分和合成激素等物质的原料。血脂含量与脂肪代谢有关，也受食物中脂肪含量的影响，血脂过高对机体有害。

## 红细胞

红细胞是血细胞当中最多的一种，是边缘较厚、中央略凹的扁圆形细胞，直径7~8微米。细胞质中含有大量血红蛋白而显橘红色。

红细胞是在骨髓中生成的，发育成熟后进入血液，衰老的红细胞被脾、肝、骨髓等处的单核巨噬细胞系统细胞吞噬和破坏，平均寿命120天。

红细胞的主要生理功能是运输氧及二氧化碳，这主要是通过红细胞中的血红蛋白实现的。

| 红细胞 | 白细胞 | | | | | | 血小板 |
|---|---|---|---|---|---|---|---|
| | 粒细胞 | | | 单核细胞 | 淋巴细胞 | | |
| | 中性粒细胞 | 嗜酸性粒细胞 | 嗜碱性粒细胞 | | | | |
| | | | | | | | |

## 白细胞

无色呈球形，直径在7~20微米。经复合染料染色后，可根据其形态差异和细胞质内有无特有的颗粒分为粒细胞、单核细胞和淋巴细胞。

白细胞是机体防御系统的一个重要组成部分。它通过吞噬和产生抗体等方式来抵御和消灭入侵的病原微生物。

白细胞中的中性粒细胞和单核细胞的吞噬能力很强，它们可以通过毛细血管的内皮间隙，从血管内渗出，在组织间隙中游走，吞噬侵入的细菌、病毒、寄生虫等病原体和一些坏死的组织碎片。

▲粒细胞

根据颗粒的着色性质不同又分为：①中性粒细胞；②嗜酸性粒细胞；③嗜碱性粒细胞。

▲单核细胞

▲淋巴细胞

### 血小板

血小板的形状不规则，无细胞核，比红细胞和白细胞小得多，它一般呈圆形，有质膜，没有细胞核结构，主要功能为促进止血和加速凝血。

## ★ 血液的功能

血液在人体中执行的功能是巨大的。那么其生理功能包括哪些呢？

### 运输功能

可将自肺部吸入的氧气和自消化道吸收的各种营养成分（如葡萄糖、氨基酸、矿物质等），经过血液运输到全身各个脏器和组织，同时将各个脏器和组织产生的各种代谢产物（如二氧化碳、尿素等），通过血液输送到肺、肾等器官排出体外。

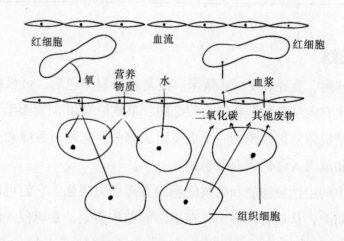

## 协调功能

将各种激素、酶类运输到相关组织器官，实现激素和酶类对全身各组织器官功能活动的协调。

## 维护机体内环境稳定

通过循环与身体各部位广泛沟通，对体内水电解质平衡、酸碱平衡、体温恒定有重要作用，使机体保持一个适宜而稳定的理化环境。

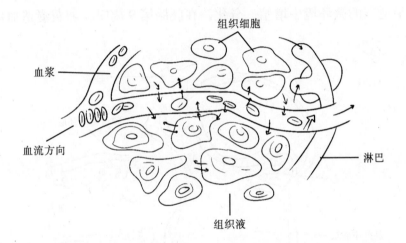

## 防御功能

白细胞、抗体、补体、细胞因子具有强大的免疫功能。血小板、凝血因子具有止血和凝血作用。

## ★ 造血器官

造血器官是能够生成并支持造血细胞分化、发育、成熟、释放的组织。造血器官生成各种血细胞的过程称为造血。在人体发育的胚胎期和出生后，其主要的造血器官是不同的。

## 💊 胚胎期造血的基本概况

### ▲中胚叶造血期

中胚叶造血大约在胚胎发育第 2 周末开始，其时卵黄囊壁上的胚外中胚层细胞聚集成簇形成血岛。第 3 周，卵黄囊血岛内层的细胞演变成为原始血细胞，即最早的造血干细胞。此时仅产生形态上类似巨幼样的原始红细胞，称为第一代巨幼红细胞，血岛内不产生粒细胞和巨核细胞。随着胚胎的发育，胚内细胞团出现胚胎干细胞，胚胎内血液循环建立，胚胎干细胞随血流迁移到最适宜的微环境中增殖、分化，在胚胎第 9 周时，卵黄囊造血停止。

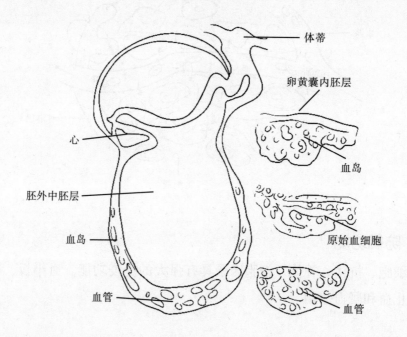

### ▲肝造血期

肝造血期始于胚胎第 6 周，停止于胚胎第 7 个月。胚胎干细胞（造血干细胞）随着血流迁入肝内增殖，胚胎 3~6 个月，肝是主要的造血场所，主要产生有核红细胞，以合成胎儿血红蛋白 F（HbF）为主，此为第二代幼红细胞。胚胎第 4 个月以后，胎肝才产生粒细胞及少量的巨核细胞，在胚胎第 5

个月后，胎肝造血逐渐减少，至出生后停止。

胚胎6~7周时，胸腺产生淋巴细胞及少量的红细胞和粒细胞，在胚胎后期，来自胎肝的造血干细胞经血液在胸腺内经诱导和分化为前T细胞。

脾在胚胎第3个月时首先以产生红细胞为主，以后产生粒细胞，第5个月后，产生淋巴细胞和单核细胞，出生后成为产生淋巴细胞的器官。

淋巴结短暂产生红细胞，胚胎第4个月后至终身只产生淋巴细胞和浆细胞。

▲骨髓造血期

骨髓在胚胎第3个月时，在长骨骨髓中已开始造血。胚胎第8个月时，骨髓造血高度发育，产生红细胞、粒细胞、巨核细胞、淋巴细胞和单核细胞。红细胞的血红蛋白除血红蛋白F（HbF）外，也产生了少量的血红蛋白A（HbA）。在骨髓造血旺盛时，肝、脾等器官的造血功能逐渐减退。

胚胎期各类血细胞形成的顺序是红细胞、粒细胞、巨核细胞、淋巴细胞和单核细胞。红细胞的形态由巨形逐渐向正常形态演变。

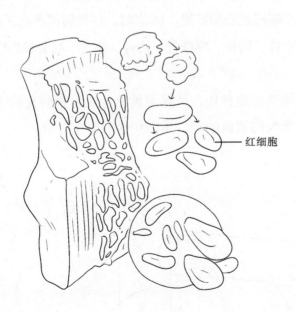

红细胞

## 出生后造血概况

出生后在生理情况下，人体主要的造血器官是骨髓。骨髓是唯一产生粒细胞、红细胞、巨核细胞的造血器官，同时也产生淋巴细胞及单核细胞。此外，胸腺、脾、淋巴结等也参与造血，终身产生淋巴细胞。

骨髓是一种海绵状、胶状或脂肪性组织，封闭在坚硬的骨髓腔内。其由神经、血管、基质细胞、细胞外基质及各类造血实质细胞共同组成，呈现为红色。健康成人骨髓组织重量为 1600 ~ 3700 克，平均 2800 克；占体重的 3.4% ~ 5.9%，平均 4.6%。

### ▲红骨髓

红骨髓主要由结缔组织、血管、神经及造血实质细胞组成，造血功能十分活跃。在红骨髓内有红细胞造血岛、粒细胞造血岛、巨核细胞、单核细胞和淋巴细胞等，它们按一定的区域分布进行造血活动。如果血细胞分布的特定区域发生改变，则可出现病理状况。

5 岁以下的儿童，全身骨髓腔内都充满红骨髓；5~7 岁以后，骨髓逐渐开始脂肪化，由远心端向近心端扩展。18 岁时，红骨髓仅存在于扁骨、短骨及长骨的骨骺端，如颅骨、胸骨、脊椎骨、肋骨、髂骨、肱骨和股骨的骨骺端。

### ▲黄骨髓

造血细胞被脂肪细胞替代，呈现为黄色，成为脂肪化的无造血功能的骨髓，但仍保留有极少的造血细胞，是潜在性的造血组织。

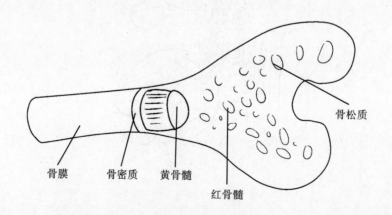

骨膜　　骨密质　　黄骨髓　　红骨髓　　骨松质

### 淋巴器官造血概况

骨髓是 B 淋巴细胞发育成熟的场所，成熟的 B 淋巴细胞可随血流迁至周围淋巴器官，因此，骨髓是中枢淋巴器官。

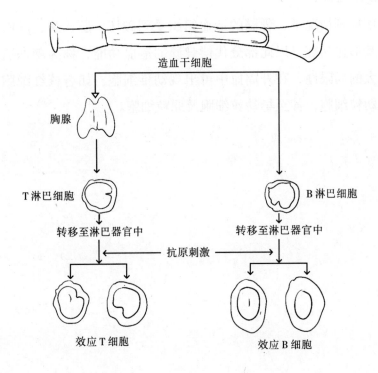

▲胸腺

胸腺的主要功能是产生淋巴细胞和分泌胸腺素，是 T 淋巴细胞发育成熟的器官。

▲脾

脾主要产生 T 淋巴细胞和 B 淋巴细胞。脾的胸腺依赖区主要是产生 T 淋巴细胞。脾小体由大量的 B 淋巴细胞构成。

▲淋巴结

淋巴小结的生发中心，主要是 B 淋巴细胞定居；副皮质区主要是 T 淋巴细胞聚集。髓索主要含 B 淋巴细胞和浆细胞，以及吞噬细胞、肥大细胞、嗜酸性粒细胞等。出生后淋巴结只产生淋巴细胞和浆细胞。淋巴细胞可以不断地进行再循环，这主要是促进 T 记忆细胞和 B 记忆细胞与抗原呈递细胞的接触，更好地进行免疫监控和发挥免疫功能。

## 髓外造血

在某些病理情况下，骨髓的造血组织受到破坏，肝、脾、淋巴结等组织重新恢复其造血功能，以此部分代偿骨髓的造血功能，称为髓外造血。髓外造血有很大的局限性，在外周血中可出现幼稚细胞，如有核红细胞、晚幼粒细胞、中幼粒细胞，甚至早幼粒细胞及原粒细胞。

# 贫 血

　　贫血是指单位容积循环血液内的血红蛋白量、红细胞数和血细胞比容低于正常的病理状态。据世界卫生组织统计，全球约有30亿人患有不同程度贫血，每年因患贫血引致各类疾病而死亡的人数达上千万。中国患贫血的人口概率高于西方国家，在患贫血的人群中，女性明显高于男性，老人和儿童高于中青年。

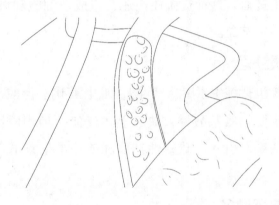

　　中医学中没有贫血的概念，但从患者临床所呈现的证候，如面色苍白、身倦无力、心悸、气短、眩晕、精神不振、脉见细象等，则相似于"血虚""阴虚"诸疾。血的生成和调节与心、肝、脾、肾等脏腑关系密切，故中医谓"心主血、肝藏血、脾统血"。而这些脏腑功能的充分发挥，又有赖于肾之命火温照。因此，心、肝、脾、肾功能衰弱，均可导致血虚。

# 自查

## ★ 病因

常见的引起贫血的原因主要有以下几个方面。

### 🩸 造血功能不良

当在一些化学的、物理的、毒素或其他不明的因素作用下，骨髓造血功能受损，就会发生贫血，这种贫血往往还会造成白细胞和血小板的减少，医学上称为再生障碍性贫血。

### 🩸 造血物质缺乏

造血物质主要包括维生素 $B_{12}$、叶酸、维生素 $B_2$、泛酸、维生素 $B_1$、铁、钴、铜以及一些重要的氨基酸等，缺乏上述任何一种物质均可能引起贫血。其中最常见的是缺铁而引起的缺铁性贫血和缺乏维生素 $B_{12}$ 或叶酸而引起的巨幼细胞贫血。

### 🩸 红细胞破坏增多

红细胞破坏增多引起的贫血叫溶血性贫血。正常状态下，人的红细胞平均寿命为 120 天，然后衰老、破裂。一些先天性或后天性因素可造成红细胞寿命缩短、破坏加速，从而造成贫血，这种贫血常同时伴有黄疸、发热、肝脾大等症状。

### 🩸 出血

急性大量失血，如上消化道大量出血和外伤性大出血等均可引起急性失血性贫血；慢性失血如月经过多、痔疮等也可以引起贫血。

## ★ 分类

临床上贫血有多种不同的分类方法。

首先可根据红细胞形态大小来分类,如果贫血患者红细胞平均体积(即大小)小于正常红细胞,就称为小细胞性贫血;如果红细胞平均体积与正常红细胞相同,就称为正细胞性贫血;如果大于正常红细胞,就称为大细胞性贫血。

其次,也可根据病因把贫血分为三大类:骨髓造血不足性贫血、溶血性贫血、失血性贫血。

◆ 骨髓造血不足性贫血又可分为造血原料缺乏性贫血(如缺铁性贫血、巨幼细胞贫血)、造血功能障碍性贫血(如再生障碍性贫血)、骨髓抑制性贫血。

缺铁性贫血是由于体内缺少铁质而影响血红蛋白合成所引起的一种常见贫血。多见于胃肠慢性疾患、月经过多等患者。由于红细胞体积偏小,属于小细胞性贫血。

巨幼细胞贫血是由于体内叶酸或维生素 $B_{12}$ 缺乏引起的贫血。由于红细胞体积偏大,属于大细胞性贫血。

再生障碍性贫血是由于生物、化学、物理等因素引起造血组织功能减退或衰竭导致血细胞减少。不仅红细胞减少,而且白细胞、血小板也减少。其

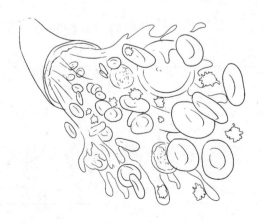

主要临床表现为贫血、出血、感染等症状，分为急性与慢性两类。

◆ 溶血性贫血是由于体内红细胞破坏加速、骨髓造血功能代偿不足所发生的一类贫血，如地中海贫血、自身免疫性溶血性贫血、蚕豆病等。根据红细胞过早被破坏的根本原因，溶血性贫血通常分为两大类。

▲红细胞内在缺陷所致溶血性贫血

红细胞内在缺陷可以分为先天性（或遗传性）和获得性两种。其中以先天性或遗传性为多见。

（1）先天性红细胞内在缺陷主要与红细胞膜缺陷、与红细胞能量代谢有关酶缺乏和血红蛋白分子异常、卟啉代谢异常四种因素相关。这些溶血性贫血都是遗传性的，临床上较少见。

a. 由于红细胞膜先天性异常引起的溶血性贫血，包括遗传性球形细胞增多症、遗传性椭圆形细胞增多症、遗传性棘形细胞增多症、遗传性口形细胞增多症。

b. 由于红细胞酶缺乏引起的溶血性贫血，包括红细胞6-磷酸葡萄糖脱氢酶缺乏所致溶血性贫血、丙酮酸激酶缺乏所致溶血性贫血、其他酶（如己糖激酶）缺乏所致溶血性贫血。

c. 由于血红蛋白异常所致的溶血性贫血，包括血红蛋白病，如镰状细胞贫血、其他纯合子异常血红蛋白病（血红蛋白S病、血红蛋白C病、血红蛋白D病、血红蛋白E病）、不稳定血红蛋白病；地中海贫血，包括纯合子β地中海贫血、血红蛋白H病。

d. 卟啉代谢异常，包括先天性红细胞生成性卟啉病等。

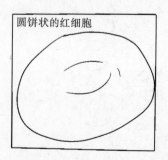

圆饼状的红细胞

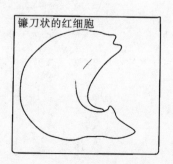

镰刀状的红细胞

（2）获得性红细胞内在缺陷主要有阵发性睡眠性血红蛋白尿症，不是先天遗传所致，临床较为多见。

▲细胞外因素引发溶血机制异常所致的溶血性贫血

包括免疫性溶血性贫血，如温抗体自身免疫性溶血性贫血、冷凝集素综合征、阵发性冷性血红蛋白尿症、药物诱发的免疫性溶血性贫血、新生儿同种免疫溶血病；机械损伤的溶血性贫血，如行军性血红蛋白尿症、微血管病性溶血性贫血、创伤性心源性溶血性贫血；其他化学物质、物理因素和微生物感染引起的贫血，如化学物品及药品所致溶血性贫血、感染所致溶血性贫血、生物毒素所致溶血性贫血、烧伤所致溶血性贫血；脾功能亢进等。

◆ 失血性贫血则是由于急性或慢性失血所致。

下面的章节会对几种常见的贫血做详细的介绍。

## ★ 临床表现

贫血症状的有无或轻重取决于贫血的程度、贫血发生的速度、循环血量有无改变、患者的年龄以及心血管系统的代偿能力等。如果贫血发生缓慢，机体能逐渐适应，即使贫血较重尚可维持生理功能；反之如短期内发生贫血，即使贫血程度不重也可出现明显症状，年老体弱或心肺功能减退者症状较明显。

### 软弱无力

疲乏困倦是肌肉缺氧所致，为贫血最常见和最早出现的症状。

### 皮肤黏膜苍白

受皮肤黏膜、结膜以及皮肤毛细血管的分布和舒缩状态等因素的影响，一般认为睑结膜、手掌大鱼

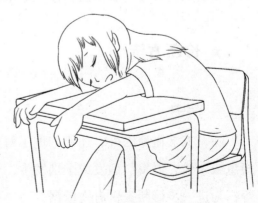

际和小鱼际及甲床的颜色比较可靠。

### 心血管系统

心悸为最突出的症状之一。有心动过速，在心尖或肺动脉瓣区可听到柔和的收缩期杂音，称为贫血性杂音。严重贫血可听到舒张期杂音，严重贫血或原有冠心病者可发生心绞痛、心脏扩大或心力衰竭。

### 呼吸系统

气急或呼吸困难多数是呼吸中枢低氧或高碳酸血症所致。

### 中枢神经系统

头晕、头痛、耳鸣、眼花、注意力不集中、嗜睡等均为常见症状，晕厥甚至神志模糊可出现于贫血严重或发生急骤者，特别是老年患者。

### 消化系统

食欲减退、腹部胀气、恶心、便秘等为最多见的症状。

### 生殖系统

女性患者中常有月经失调，如闭经或月经过多。在男女两性中性欲减退均多见。

### 泌尿系统

贫血严重者可有轻度蛋白尿及尿浓缩功能降低。

## ★ 诊断方法

### 病史

除调查贫血原因外，还要着重了解贫血是急速发生还是缓慢发生，病程短急或缓长，群发、散发或个别发生，贫血症状是进行性加重还是治疗有效等，为进一步诊断提供有力依据。

### 黏膜颜色

黏膜颜色对反映贫血及贫血程度敏感、可靠，是认识贫血的窗口。在检查黏膜时，着重注意有无出血点，必要时可配合血管脆性试验加以验证。可视黏膜通常检查眼结膜。

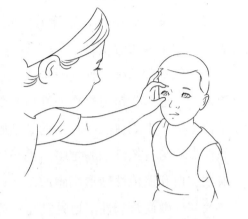

### 心肺功能障碍

贫血时，由于供血和血液携氧功能障碍，必然引起心肺功能不全，伴发心肺功能障碍症状，如心率、呼吸增快及呼吸困难等，对于反映贫血程度也是一个佐证。

### 贫血程度

贫血的程度，主要由贫血指标降低的程度和治疗效果两个方面反映出来。而这两个方面又都由外周血液和骨髓造血功能综合地反映出来。在数量变化上，仅外周血液成分减少而骨髓造血功能无变化者，贫血比较轻微；反之，外周血液成分显著减少，骨髓造血功能也减退者，贫血则比较重。治疗效果也是如此，经过治疗，外周血液成分尤其是网织红细胞增多，骨髓造血出现增生反应的，贫血比较轻微；反之，虽经施治，外周血液成分有所回升，而骨髓造血仍无增生反应，则贫血程度重，可能属于再生障碍性贫血。

### 贫血指标的一致性

反映血液成分的量变（数量差异）和质变（形态差异、比率变异等）的各个指标之间几乎都有一致性，例如，红细胞数与血红蛋白量，外周血液红细胞、粒细胞比率与骨髓红细胞、粒细胞比率，以及外周血象和骨髓象都有一致性，彼此呼应。如果相应指标之间变化不一致，则应仔细探讨其原因，尽力纠正，方可获得正确的结论。

## 指标及其临床评价

诊断贫血的指标，临床最常用的有红细胞数、血细胞比容、血红蛋白量、红细胞象及骨髓细胞象。前三项是辨别贫血与否、贫血病理原因分析不可缺少的基础指标，任何一项或三项都低于正常值，即可认为是贫血。后两项是用以进一步探讨贫血的性质和判定贫血程度的佐证指标，视需要和条件酌情选用。外周血液涂片上的红细胞形态，对诊断贫血比较有意义的包括嗜碱性点彩与有核红细胞增多，见于铅中毒；球形红细胞，见于免疫介导性溶血性贫血和遗传性球形细胞增多症；碎裂红细胞增多，见于弥散性血管内凝血及其他微血管病性溶血性贫血；海因小体，见于海因小体性贫血；网织红细胞与有核红细胞增多，常是血细胞再生旺盛的反映，网织红细胞数还可指示再生的程度；小红细胞占多数者，多为营养性缺铁性贫血。鉴别贫血性质的指标，常用的包括由红细胞数、血细胞比容和血红蛋白量计算出来的平均红细胞容积（MCV）、平均红细胞血红蛋白量（MCH）和平均红细胞血红蛋白浓度（MCHC）三项指标。MCV、MCH 和 MCHC 增加，见于巨幼细胞贫血，减少见于缺铁性贫血，正常见于再生障碍性贫血。综合 MCV、MCH、MCHC 三者的变化，可将贫血分为大细胞性贫血、正常细胞性贫血和小细胞低色素性贫血。

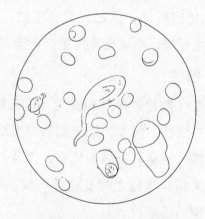

急性再生障碍性贫血骨髓象

# 自防

## ★ 预防方法

### 预防

▲首先应强调对引起贫血的病因的防治，慢性失血引起的贫血，应纠正失血的原因。

▲积极防治寄生虫病尤其是钩虫病，对月经过多或经产妇以及妊娠期妇女应当使用铁强化食品或补充铁剂。

▲对婴儿和早产儿应及时添加强化食品，合理喂养。

▲在接触有害物质的生产工人中，应加强劳动保护。

▲在日常生活中不滥用药物，严格掌握适应证。

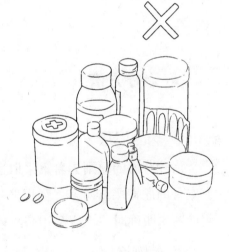

### 其他注意事项

▲严重的贫血可使心肌缺氧而发生心力衰竭。另一方面，心肌能量来源的激活需要借助于维生素 $B_{12}$ 的作用，如果维生素 $B_{12}$ 缺乏，则能影响腺苷三磷酸（ATP）的激活，而加重心肌的障碍，促使心力衰竭的发生。因此，对严重的巨幼细胞贫血患者，在治疗开始时，应注意有无心血管疾病，以便采取必要的措施，防止心血管意外的发生。

▲出血

若合并血小板减少及其他凝血因子的缺乏，本病出血者也不少见，有时也可发生脑出血或其他部位出血。

▲痛风

严重的巨幼细胞贫血可见骨髓内无效造血引起的血细胞破坏亢进，致使血清内尿酸水平异常升高，引起痛风发作，但极为罕见。

▲精神异常

严重的巨幼细胞贫血不仅可发生外周神经炎，亦有发生精神异常者，如兴奋不安、忧郁寡言，甚至梦游症等。这可能与维生素 $B_{12}$ 缺乏所致的脑神经组织异常有关。

# 自养

## ★ 治疗方法

### 病因治疗

治疗贫血的原则为着重采取适当措施以消除病因。很多时候原发病比贫血本身的危害严重得多（如胃肠道肿瘤），其治疗也比贫血更为重要，在病因诊断未明确时，不应乱用药物使情况复杂，增加诊断上的困难。

### 药物治疗

切忌滥用补血药。必须严格掌握各种药物的适应证，例如，维生素 $B_{12}$ 及叶酸适用于治疗巨幼细胞贫血；铁剂仅用于缺铁性贫血，不能用于非缺铁性贫血，因为会引起铁负荷过重，影响重要器官（如心、肝、胰等）的功能；维生素 $B_6$ 用于铁粒幼细胞贫血；皮质类固醇用于治疗自身免疫性溶血性贫血；睾丸酮用于再生障碍性贫血等。

### 🌜 输血

输血主要的优点是能迅速减轻或纠正贫血，因此必须正确掌握输血的适应证。如需大量输血，为了减轻心血管系统的负荷和减少输血反应，应输注浓缩红细胞。

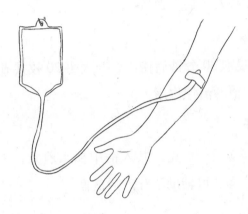

### 🌜 脾切除

脾脏是破坏血细胞的重要器官，与抗体的产生也有关。

### 🌜 骨髓移植

骨髓移植是已开展多年的医疗技术。近年来应用范围更加广泛，在贫血方面主要用于急性再生障碍性贫血的早期、未经输血或极少输过血的患者，如果移植成功可能获得治愈。

## ★ 食疗

### 🌜 芹菜煮鸡蛋

对治疗产后出血过多有一定效果。

### 鸡蛋煮豆腐

对产后血虚有一定治疗作用。

### 当归炖羊肉

羊肉（去脂肪）400克，生姜50克，当归10克，炖熟食之，可辅助治疗产后出血、腹中虚痛及产后贫血等。

### 木耳红枣汤

黑木耳30克，浸泡30分钟后捞出，与大枣20枚共煮汤，调入红糖适量服食，对产后贫血有辅助治疗作用。

### 桂圆桑葚汤

桂圆肉15克，桑葚子30克，共入锅中加水煎煮，去渣取汁，调蜜饮，连用10~15日为一疗程，可辅助治疗产后贫血。

### 海参炖猪肝

海参60克，泡发，猪肝60克，共炖汤调味服食。每日1剂，连用10~15日，对产后贫血有辅助治疗作用。

### 大枣炖鹌鹑

鹌鹑1只，洗净，加入大枣10枚，黄芪9克，猪肝50克，共入锅中加水炖熟服食。每日1剂，连用7~10日为一疗程，可辅助治疗产后贫血。

### 人参粥

人参末（或党参末15克），冰糖少量，粳米100克煮粥常食，对治疗贫血有一定作用。

### 牛乳粥

粳米100克煮粥，将熟时加入鲜牛奶约200克，可辅助防治妊娠期贫血。

### 菠菜粥

先将菠菜适量放入沸水中烫数分钟后，切碎，放入煮好的粳米粥内食之，对防治贫血有一定效果。

### 甜浆粥

用鲜豆浆与粳米100克煮粥，熟后加冰糖少许，可辅助治疗贫血。

### 鸡汁粥

先将母鸡1只煮汤汁，取汤汁适量与粳米100克煮粥食。孕妇常食，可辅助防治贫血。

### 香菇红枣

取水发香菇20克，红枣20枚，鸡肉（或猪瘦肉）150克，加姜末、葱末、细盐、料酒、白糖等，隔水蒸熟，每日1次。孕妇常食，可辅助治疗妊娠期贫血。

### 大枣粥

大枣10枚，粳米100克，煮粥常食，对防治妊娠期贫血有一定作用。

### 芝麻粥

黑芝麻30克，炒熟研末，同粳米100克，煮粥食之。孕妇常食，可辅助治疗妊娠期贫血。

### 枸杞粥

枸杞子30克，粳米100克，煮粥。孕妇常食，可辅助治疗妊娠期贫血。

---

**温馨提示：在口服铁剂时应注意什么？**

◆口服铁剂以硫酸亚铁、富马酸亚铁和葡萄糖酸亚铁为佳，因铁以二价铁（亚铁）的形式吸收，而以三价铁（正铁）的形式起作用。口服补铁应坚持"小量、长期"的原则。

◆对于静脉或肌内注射补铁的患者，要严格按医嘱用药，切勿自作主张加大用药剂量，以免铁中毒；也绝不能一次大剂量，否则易致急性铁中毒。铁中毒表现为头晕、恶心、呕吐、腹泻、腹痛、休克等，严重者可致昏迷、惊厥等，甚至死亡。

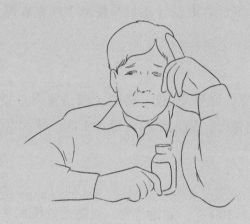

◆口服铁剂时应将药物放在舌面上，直接用水冲饮下肚，不要咀嚼药物，以免染黑牙齿，影响美观。

◆应在饭后服药，避免空腹服药，以减轻药物对胃肠道的刺激而引起的恶心、呕吐。同时服用维生素C或果汁，因酸性环境有利于铁的吸收。

◆含钙类食品（如豆腐）和高磷酸盐食品（如牛奶）等，与铁剂能结合而生成沉淀，故应避免合用。

◆口服铁剂期间，不要喝浓茶或咖啡，因茶、咖啡中含有大量鞣酸，能与铁生成不溶性的铁质沉淀，而妨碍铁的吸收。牛奶及其他碱性物质也可影响铁的吸收，应避免同时服用，或尽量少食用。乳类（尤其是牛奶）中含铁量少，不能大量饮用，否则会降低胃肠道内已有铁的含量。

◆注意药物对铁剂吸收的不良影响。四环素族抗生素能与铁剂生成不溶性络合物，不利于吸收，故应尽量避免同时应用。若两者必须应用，应间隔3小时以上。

◆加强饮食护理。正确合理的饮食可以防治缺铁性贫血。已患缺铁性贫血的患者，单靠饮食疗法效果不大，但可作为辅助治疗，以防止复发。应改正偏食、挑食和厌食的坏习惯，食谱要广，适当多食含铁较多、营养丰富的食品，如肉类、蛋类、鱼类、多种海产品（如海带、紫菜），动物肝、血，荞麦、红薯等粗粮，豆制品、蘑菇和黑木耳及多种新鲜果蔬。

◆服用1~2个月后，临床症状改善、血红蛋白正常后，不能立即停药，还应在医生指导下再服3~6个月，以补充体内的储存铁，防止贫血的复发。

◆口服铁剂治疗期间，因铁与大肠内硫化氢反应生成硫化铁，使大便颜色变为黑褐色，类似消化道出血，对此不必紧张，停用铁剂后即恢复正常。

# 缺铁性贫血

缺铁性贫血是指由于体内贮存铁消耗殆尽、不能满足正常红细胞生成的需要而发生的贫血。在红细胞的产生受到限制之前，体内的贮存铁已耗尽，此时称为缺铁。缺铁性贫血的特点是骨髓及其他组织中缺乏可染铁，血清铁蛋白量及转铁蛋白饱和度均降低，呈现小细胞低色素性贫血。

## 自查

### ★ 病因

**铁摄入不足**

如营养不良、偏食、生长期婴幼儿铁需要量增加。

**吸收不良**

胃酸缺乏、慢性腹泻、胃次全切除等。

**慢性失血**

月经过多、胃十二指肠溃疡、钩虫病、痔疮等。

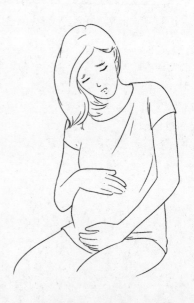

**多次妊娠**

由于胎儿生长、分娩失血、产后哺乳需铁量增多而未及时补充。

**血管内溶血伴血红蛋白尿。**

**以上几种原因同时存在。**

### ★ 临床表现

#### 贫血的表现

困倦、乏力、低热；皮肤、黏膜、指甲苍白；气短、心悸、胸闷、心率快；头晕、头痛、耳鸣、眼花、失眠；食欲不振、恶心、腹胀、便秘或腹泻；月经不调，性功能减退；多尿、少量蛋白尿；肝脾大等。

#### 含铁物质缺少的表现

异食癖，口角炎，萎缩性舌炎，吞咽困难，皮肤干燥，毛发干燥、无光泽、易脱落，指甲脆薄、少光泽，平甲或反甲。

# 自防

### ★ 预防方法

#### 做好喂养指导

提倡母乳喂养，及时添加含铁丰富且铁吸收率高的辅食，如肝、瘦肉、鱼等，并注意膳食的合理搭配。妊娠及哺乳期妇女适当补充铁剂。

▲婴幼儿食品加入适量铁剂进行强化。

▲对早产儿、低体重儿应及早给予

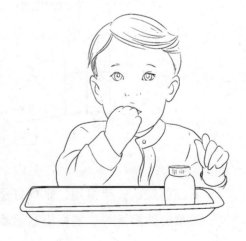

铁剂预防。

　　▲在钩虫病流行区应进行大规模的寄生虫防治工作。

　　▲及时根治各种慢性消化道出血的疾病等。

# 自养

## ★ 治疗方法

### 积极寻找病因

对因治疗，病因决定预后。

### 饮食治疗

多吃含铁量高的食物。含铁量高的食物有海带、发菜、紫菜、木耳、香菇、动物肝及血，其次为豆、肉、谷物、乳类、蔬菜，水果含铁量低，且不易吸收（<8%）。

### 铁剂治疗

　　▲口服铁剂，是治疗本病的主要方法。

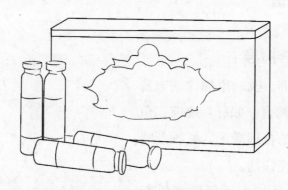

　　▲注射铁剂，要慎用，掌握好适应证，在医生的指导下可使用右旋糖酐铁、山梨醇铁溶液等。需根据贫血程度和体重计算补铁总量。

若疗效欠佳，可能是由于继续出血、原发病、感染或恶性病仍存在，铁摄入不足，或是罕见情况下由于口服铁吸收不良。当血红蛋白量接近正常时，恢复速度逐渐减慢，补铁治疗应继续进行大于等于 6 个月，以补足组织中的铁贮备。

## ★ 食疗

### 缺铁性贫血患者适宜的饮食

▲高蛋白饮食。蛋白质是合成血红蛋白的原料，应注意膳食补充，每日摄入量以 80 克左右为宜，可选用动物肝脏、瘦肉类、蛋、奶及豆制品等优质蛋白质食物。

▲含铁丰富的食物。含铁量丰富的食物有动物肝脏、肾、舌、鸭肫、乌贼、海蜇、虾米、蛋黄等动物性食品，以及芝麻、海带、黑木耳、紫菜、发菜、香菇、黄豆、黑豆、腐竹、红腐乳、芹菜、荠菜、大枣、葵花子、核桃仁等植物性食品。提倡使用铁锅。

▲膳食中应包括富含维生素的食物，特别是 B 族维生素和维生素 C 对防治贫血有很好的效果。

### 缺铁性贫血患者不适宜的饮食

▲忌饮茶，尤其是忌饮浓茶，因茶中鞣酸可阻止铁的吸收。

▲纠正不良的饮食习惯，如偏食、素食主义等。

▲不宜摄入过量脂肪，每日以 50 克左右为宜。脂肪不可摄入过多，否则会使消化和吸收功能降低及抑制造血功能。

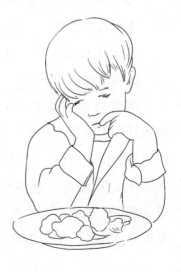

## 食疗方

▲猪血炒紫菜

猪血100克,紫菜300克(泡好),同放入铁锅炒熟食用。

▲黄芪鸡汁粥

黄芪30克,母鸡1只(1000克),粳米100克,将母鸡宰杀去毛及内脏(切块),和黄芪放入锅中加水煮成浓汤,用此浓汤和粳米煮粥,调味食用。

▲红参圆肉粥

红参10克(切片),圆肉15克,粳米100克,同煮粥食用。

▲猪血菠菜汤

新鲜菠菜500克,猪血250克,盐、味精适量。菠菜洗净,用开水烫一下,切段。猪血洗净,切小块先放入铁锅内加水煮开,然后加入菠菜一起煮汤,熟后根据个人口味调味。每日或隔日1次,连服2~3次。每100克猪血含铁高达45毫克,堪称"养血之王"。中医认为菠菜性甘凉,能养血、止血、敛阴、润燥。因此此汤具有补铁养血之功效。

▲当归枸杞猪肝汤

当归15克,枸杞15克,猪肝60克,煮汤调味服食。

▲黑豆圆肉大枣汤

黑豆50克,圆肉20克,大枣50克,水煎煮熟服。

▲木耳枣肉汤

黑木耳10克,大枣15枚,瘦猪肉60克,共煮汤食用。每日2次。

▲阿胶红枣木耳粥

阿胶15克,红枣10枚,黑木耳10克,糯米100克。将阿胶捣碎备用。黑木耳温水泡发,洗净。大枣去核。将黑木耳、大枣与糯米煮粥,将熟时加入阿胶,搅化即可。每日早、晚餐温热服食。黑木耳益气补血,每100克黑木耳含铁98毫克,是各种食物中含铁量最高的。阿胶能促进骨髓造血功能,明显提高红细胞和血红蛋白含量。红枣养血补气。此粥益气补血,适用于血虚头晕及缺铁性贫血等症。

▲芹菜炒猪肝

猪肝 200 克，芹菜 300 克，酱油 25 克，糖、盐适量。将猪肝去筋膜，洗净切成薄片，加适量盐搅匀，待用。芹菜洗净，切段。将油锅烧至六成油温，投入猪肝，待变色后，倒入漏勺沥油。锅中留油少许，投入芹菜旺火煸炒，待熟前加入酱油、白糖、精盐，再倒入猪肝，翻炒几下，立即出锅。本菜谱富含铁质和叶酸，对于有贫血倾向的妇女和婴幼儿是日常食补的佳品。

# 地中海贫血

珠蛋白生成障碍性贫血原名地中海贫血，又称海洋性贫血，是一组遗传性溶血性贫血疾病，是由于遗传的基因缺陷致使血红蛋白中一种或一种以上珠蛋白链合成缺如或不足所导致的贫血或病理状态。缘于基因缺陷的复杂性与多样性，缺乏的珠蛋白链类型、数量及临床症状变异性较大。本病根据所缺乏的珠蛋白链种类及缺乏程度予以命名和分类。

本病广泛分布于世界许多地区，东南亚为高发区之一。我国广东、广西、四川多见，长江以南各省区有散发病例，北方则少见。

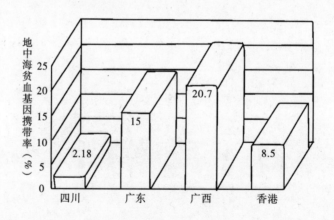

## 自查

### ★ 病因

珠蛋白链的分子结构及合成是由基因决定的。γ珠蛋白基因、δ珠蛋白基因、ε珠蛋白基因和β珠蛋白基因组成"β基因族"，ζ珠蛋白基因和α珠蛋白基因组成"α基因族"。正常人自父母双方各继承2个α珠蛋白基因（αα/αα）合成足够的α珠蛋白链；自父母双方各继承1个β珠蛋白基因合成足够的β珠蛋白链。由于珠蛋白基因的缺失或点突变，肽链合成障碍导致发病。地中海贫血分为α型、β型、δβ型和δ型4种，其中以β型和α型地中海贫血较为常见。

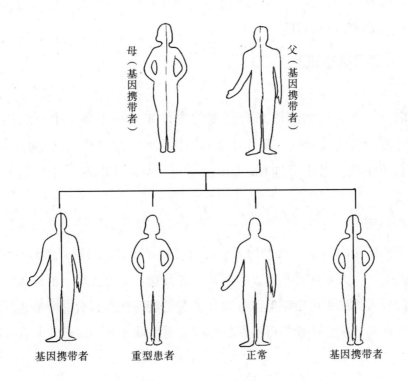

母（基因携带者）　　父（基因携带者）

基因携带者　　重型患者　　正常　　基因携带者

### ⏱ α珠蛋白生成障碍性贫血（α地中海贫血）

大多数α珠蛋白生成障碍性贫血（地中海贫血）（简称α地贫）是由于α珠蛋白基因的缺失所致，少数由基因点突变造成。

### ⏱ β珠蛋白生成障碍性贫血（β地中海贫血）

β珠蛋白生成障碍性贫血（简称β地贫）发生的分子病理相当复杂，已知有100种以上的β基因突变，主要是由于基因的点突变，少数为基因缺失。

## ★ 临床表现

典型病例表现为鼻梁凹陷、眉距增宽、颧骨突出等特殊面容；代偿性骨髓细胞增生和容量扩大；成熟红细胞呈小细胞、低色素性，伴有较多靶形细胞；有种族和家族史特征。

### α 地中海贫血

▲轻型

患者无症状，红细胞形态有轻度改变，如大小不等、中央浅染、异形等；红细胞渗透脆性降低；变性珠蛋白小体阳性；血红蛋白 $A_2$ 和血红蛋白 F 含量正常或稍低。患儿脐血 Hb Bart 含量为 3.4% ~ 14.0%，于生后 6 个月时完全消失。

▲中间型

又称血红蛋白 H 病，此型患者临床表现差异较大，出现贫血的时间和贫血程度轻重不一。大多在婴儿期以后逐渐出现贫血、疲乏无力、肝脾大、轻度黄疸；年龄较大的患者可出现类似重型 β 地贫的特殊面容，合并呼吸道感染或服用氧化性药物、抗疟药物等可诱发急性溶血而加重贫血，甚至发生溶血危象。

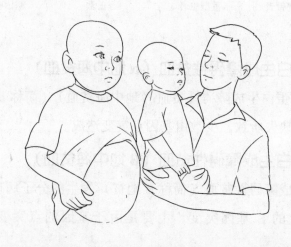

### ▲重型

又称巴氏胎儿水肿综合征，胎儿常于30~40周时流产、死胎或娩出后半小时内死亡，胎儿呈重度贫血、黄疸、水肿、肝脾大、胸腔积液、腹腔积液。胎盘巨大且质脆。

## β地中海贫血

### ▲轻型

患者无症状或轻度贫血，脾不大或轻度大。病程经过良好，能存活至老年。本病易被忽略，多在重型患者家族调查时被发现。

### ▲中间型

多于幼童期出现症状，其临床表现介于轻型和重型之间，中度贫血，脾脏轻或中度大，黄疸可有可无，骨骼改变较轻。

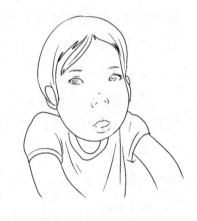

### ▲重型

又称Cooley贫血，患儿出生时无症状，至3~12个月开始发病，呈慢性进行性贫血、面色苍白、肝脾大、发育不良，常有轻度黄疸，症状随年龄增长而日益明显。由于骨髓代偿性增生导致骨骼变大、髓腔增宽，先发生于掌骨，以后为长骨和肋骨；1岁后颅骨改变明显，表现为头颅变大、额部隆起、颧高、鼻梁塌陷、两眼距增宽，形成地中海贫血特殊面容，患儿常并发气管炎或肺炎。

当并发含铁血黄素沉着症时，过多的铁沉着于心肌和其他脏器如肝、胰腺、脑垂体等而引起该脏器损害的相应症状，其中最严重的是心力衰竭，它是贫血和铁沉着造成心肌损害的结果，是导致患儿死亡的重要原因之一。

## ★ 诊断方法

### α 地中海贫血

▲静止型

红细胞形态正常，出生时脐带血中 Hb Bart 含量为 1%~2%，但 3 个月后即消失。

▲轻型

红细胞形态有轻度改变，如大小不等、中央浅染、异形等；红细胞渗透脆性降低；变性珠蛋白小体阳性；血红蛋白 $A_2$ 和血红蛋白 F 含量正常或稍低。患儿脐血 Hb Bart 含量为 3.4%~14%，于生后 6 个月时完全消失。

▲中间型

外周血象和骨髓象的改变类似重型 β 地贫；红细胞渗透脆性减低；变性珠蛋白小体阳性；血红蛋白 $A_2$ 和血红蛋白 F 含量正常。出生时血液中含有约 25%Hb Bart 及少量血红蛋白 H；随年龄增长，血红蛋白 H 逐渐取代 Hb Bart，其含量为 2.4%~44%。包涵体生成试验阳性。

▲重型

外周血成熟红细胞形态改变如重型 β 地贫，有核红细胞计数和网织红细胞计数明显增高。血红蛋白中几乎全是 Hb Bart，或同时有少量血红蛋白 H，无血红蛋白 A、血红蛋白 $A_2$ 和血红蛋白 F。

根据临床特点和实验室检查，结合阳性家族史，一般可做出诊断。有条件时可做基因诊断。

对于少见类型和各种类型重叠所致的复合体则非常复杂，临床表现各异，仅根据临床特点和常规实验室血液学检查是无法诊断的。而且由于基因调控水平的差异，相同基因突变类型的患者不一定有相同的临床表现。血红蛋白电泳检查是诊断本病的必备条件，但输血治疗后的血液学检查会与实际结果有所不同。所以进行遗传学和分子生物学检查才能最后确诊。遗传学检查可确定为纯合子、杂合子以及双重杂合子等。

## β地中海贫血

### ▲重型

外周血象呈小细胞低色素性贫血，红细胞大小不等，中央浅染区扩大，出现异形、靶形、碎片红细胞和有核红细胞、点彩红细胞、嗜多染性红细胞、豪-周小体等；网织红细胞计数正常或增高。

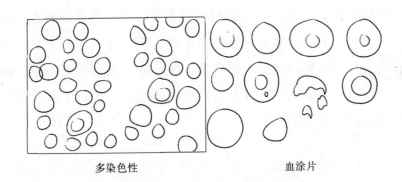

多染色性      血涂片

骨髓象呈红细胞系统增生明显活跃，以中、晚幼红细胞占多数，成熟红细胞改变与外周血相同。红细胞渗透脆性明显减低。血红蛋白F含量明显增高，大多大于40%，这是诊断重型β地中海贫血的重要依据。颅骨X线片可见颅骨内外板变薄，板障增宽，在骨皮质间出现垂直短发样骨刺。

### ▲轻型

成熟红细胞有轻度形态改变，红细胞渗透脆性正常或减低，血红蛋白电泳显示血红蛋白$A_2$含量增高（3.5%~6.0%），这是本型的特点。血红蛋白F含量正常。

### ▲中间型

外周血象和骨髓象的改变如重型，红细胞渗透脆性减低，血红蛋白F含量为40%~80%，血红蛋白$A_2$含量正常或增高。

# 自防

## ★ 预防方法

一般来说，如果两名属同一类型的地中海贫血患者结合，便有机会生下重型贫血患者。要想有效预防本病，需抽血进行肽链检测和基因分析，若证实自身和配偶同属 β 型极轻型或轻型地贫患者，子女将有四分之一的机会完全正常、二分之一的机会成为轻型贫血患者，四分之一的机会成为中型或重型贫血患者。鉴于本病缺少根治的方法，临床中、重型预后不良，故在婚配方面医生应向有阳性家族史者或患者提出医学建议，进行婚前检查和胎儿产前基因诊断，避免患儿的出生。

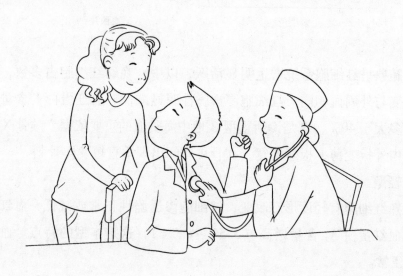

# 自养

## ★ 治疗方法

轻型地贫无需特殊治疗。中间型和重型地贫应采取下列一种或数种方法给予治疗。输血和去铁治疗，在目前仍是重要治疗方法之一。

### 一般治疗

注意休息和营养，积极预防感染。适当补充叶酸和维生素 $B_{12}$。

### 红细胞输注

输血是治疗本病的主要措施，最好输入洗涤红细胞，以避免输血反应。少量输注法仅适用于中间型 α 地贫和 β 地贫，不主张用于重型 β 地贫。对于重型 β 地贫应从早期开始给予中、高量输血，以使患儿生长发育接近正常和防止骨骼病变。其方法是先反复输注浓缩红细胞，使患儿血红蛋白含量达 120~150 克/升；然后每隔 2~4 周输注浓缩红细胞 10~15 毫升/千克，使血红蛋白含量维持在 90~105 克/升。但本法容易导致含铁血黄素沉着症，故应同时给予铁螯合剂治疗。

### 铁螯合剂

常用去铁胺，可以增加铁从尿液和粪便排出，但不能阻止胃肠道对铁的吸收。通常在规律输注红细胞 1 年或 10~20 单位后进行铁负荷评估，如有铁超负荷则开始应用铁螯合剂。去铁胺，每日 25~50mg/kg，每晚 1 次，肌内注射；或加入等渗葡萄糖液中静脉滴注 8~12 小时，每周 5~7 天，长期应用；或加入红细胞悬液中缓慢输注。去铁胺副作用不大，偶见过敏反应，长期使用偶可致白内障和长骨发育障碍，剂量过大可引起视力和听觉减退。维生素 C 与螯合剂联合应用可加强去铁胺从尿中排铁的作用。

## 🐌 脾切除

脾切除对血红蛋白 H 病和中间型 β 地贫的疗效较好，对重型 β 地贫效果差。脾切除可致免疫功能减弱，应在 5 岁以后施行并严格掌握适应证。

## 🐌 造血干细胞移植

造血干细胞移植是目前能根治重型 β 地贫的方法。如有人类白细胞抗原（HLA）相配的造血干细胞供者，应作为治疗重型 β 地贫的首选方法。

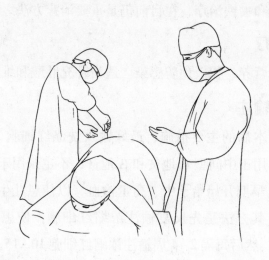

## 🐌 基因活化治疗

应用化学药物可增加 γ 基因表达或减少 α 基因表达，以改善 β 地贫的症状，已用于临床的药物有羟基脲、5-氮杂胞苷（5-AZC）、阿糖胞苷、马利兰、异烟肼等，目前正在研究中。

# 溶血性贫血

　　溶血性贫血是指由于红细胞过早、过多地破坏而发生的贫血。红细胞破坏主要有两种方式，一是在血液循环中溶破，称血管内溶血，又称细胞外溶血；正常衰老红细胞有10%~20%以此方法破坏。二是由于红细胞膜表面的变化，被肝脏和脾脏的巨噬细胞辨认捕捉，在巨噬细胞内破坏，称血管外溶血，又称细胞内溶血；正常衰老红细胞有80%~90%以此方法破坏。

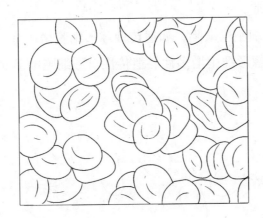

## 自查

### ★ 病因

**红细胞内在缺陷所致的溶血性贫血**

▲红细胞膜的缺陷。

▲血红蛋白结构或生成缺陷。

▲红细胞酶的缺陷。

### 红细胞外在缺陷所致的溶血性贫血

外部的缺陷通常是获得性的，红细胞可受到化学的、机械的或物理因素、生物及免疫因素的损伤而发生溶血。溶血可在血管内，也可在血管外。

## ★ 分类

按发病机制，溶血性贫血的临床分类如下。

### 红细胞自身异常所致的溶血性贫血

▲红细胞膜异常

（1）遗传性红细胞膜缺陷，如遗传性球形细胞增多症、遗传性椭圆形细胞增多症、遗传性棘形细胞增多症、遗传性口形细胞增多症等。

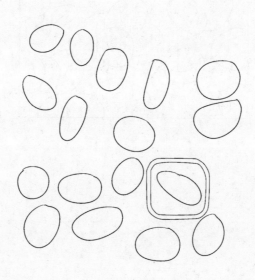

（2）获得性血细胞膜糖基磷脂酰肌醇（GPI）锚定膜蛋白异常，如阵发性睡眠性血红蛋白尿症（PNH）。

▲遗传性红细胞酶缺乏

（1）磷酸戊糖途径酶缺陷，如葡萄糖-6-磷酸脱氢酶（G-6-PD）缺乏症等。

（2）无氧糖酵解途径酶缺陷，如丙酮酸激酶缺乏症等。

此外，核苷代谢酶系、氧化还原酶系等缺陷也可导致溶血性贫血。

▲遗传性珠蛋白生成障碍

（1）珠蛋白肽链结构异常的不稳定血红蛋白病，包括血红蛋白 S 病、血红蛋白 D 病、血红蛋白 E 病等。

（2）珠蛋白肽链数量异常的地中海贫血。

▲血红素异常

（1）先天性红细胞卟啉代谢异常，如红细胞生成性卟啉病。根据生成的卟啉种类，又分为原卟啉型、尿卟啉型和粪卟啉型。

（2）铅中毒影响血红素合成可发生溶血性贫血。

## 红细胞外部异常所致的溶血性贫血

▲血管性溶血性贫血

（1）微血管病性溶血性贫血，如血栓性血小板减少性紫癜/溶血尿毒症综合征（TTP/HUS）、弥散性血管内凝血（DIC）、败血症等。

（2）瓣膜病，如钙化性主动脉瓣狭窄及人工心脏瓣膜、血管炎等。

（3）血管壁受到反复挤压，如行军性血红蛋白尿症。

▲生物因素，如蛇毒、疟疾、黑热病等。

▲理化因素，如大面积烧伤、血浆中渗透压改变和化学因素，如苯肼、亚硝酸盐类等中毒，可因引起获得性高铁血红蛋白血症而溶血。

▲免疫性溶血性贫血

（1）自身免疫性溶血性贫血温抗体型或冷抗体型（冷凝集素型、D-L 抗体型）；原发性或继发性［如系统性红斑狼疮（SLE）、病毒或药物等］。

（2）同种免疫性溶血性贫血，如血型不符的输血反应、新生儿溶血性贫血等。

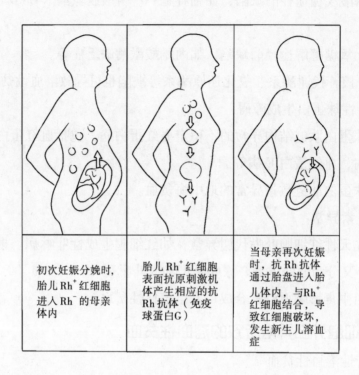

| 初次妊娠分娩时，胎儿 Rh⁺ 红细胞进入 Rh⁻ 的母亲体内 | 胎儿 Rh⁺ 红细胞表面抗原刺激机体产生相应的抗 Rh 抗体（免疫球蛋白G） | 当母亲再次妊娠时，抗 Rh 抗体通过胎盘进入胎儿体内，与 Rh⁺ 红细胞结合，导致红细胞破坏，发生新生儿溶血症 |

## ★ 临床表现

溶血性贫血的临床表现取决于溶血过程的缓急和溶血的主要场所（血管内或血管外）。

◆急性溶血常起病急骤，如见于输血血型不符合。短期大量溶血可有明显的寒战，随后高热，腰背及四肢酸痛，伴头痛、呕吐等。患者面色苍白和明显黄疸。这是由于红细胞大量破坏，其分解产物对机体的毒性作用所致。更严重的可有周围循环衰竭。由于溶血产物引起肾小管细胞坏死和管腔阻塞，最终导致急性肾衰竭。

◆慢性溶血起病缓慢，症状轻微，有贫血、黄疸、肝脾大三大特征。下肢踝部皮肤发生溃疡，不易愈合，常见于镰状细胞贫血患者。

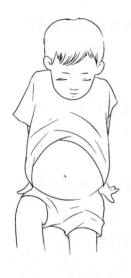

慢性溶血性贫血患者由于长期的高胆红素血症，可并发胆石症和肝功能损害等表现。

在急性溶血过程中尚可突然发生急性骨髓衰竭，表现为网织红细胞极度减少、贫血急剧加重，称再生障碍性危象。发生原理可能与感染、中毒有关，也可能由于抗体同时作用于成熟红细胞及幼红细胞所致。

◆严重溶血性贫血患者有神志淡漠或昏迷，甚至发生周围循环衰竭、休克。此种常见于严重的溶血性输血反应、药物或毒物诱发的溶血、红细胞酶缺乏所致的溶血、阵发性睡眠性血红蛋白尿症、冷凝集素诱发的溶血、微血管病性溶血性贫血、烧伤导致的溶血等。

## ★ 诊断方法

◆详细询问病史，了解有无引起溶血性贫血的物理、机械、化学、感染和输血等红细胞外部因素。如有家族贫血史，则提示遗传性溶血性贫血的可能。

◆有急性或慢性溶血性贫血的临床表现，实验室检查有红细胞破坏增多

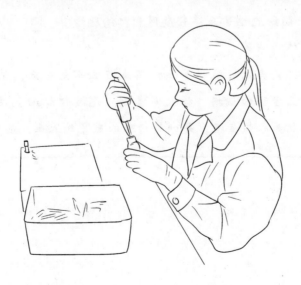

或血红蛋白降解、红系代偿性增生和红细胞寿命缩短三方面实验室检查的依据并有贫血，此时即可诊断溶血性贫血。

◆溶血主要发生在血管内，提示异型输血、阵发性睡眠性血红蛋白尿症、阵发性冷性血红蛋白尿症等溶血性贫血的可能较大；溶血主要发生在血管外，提示自身免疫性溶血性贫血及红细胞膜、酶、血红蛋白异常所致的溶血性贫血概率较大。

◆抗人球蛋白试验（Coombs 试验）阳性者考虑温抗体型自身免疫性溶血性贫血，并进一步确定原因。阴性者考虑以下疾病。

（1）抗人球蛋白试验阴性的温抗体型自身免疫性溶血性贫血。

（2）非自身免疫性的其他溶血性贫血。

---

 **温馨提示**：以下几类临床表现易与溶血性贫血混淆。

◆ 贫血及网织红细胞增多

如失血性贫血、缺铁性贫血或巨幼细胞贫血的恢复早期。

◆ 非胆红素尿性黄疸

如家族性非溶血性黄疸（Gilbert 综合征等）。

◆ 铁粒幼细胞性贫血伴轻度网织红细胞增多

如骨髓转移瘤等。

以上情况虽类似溶血性贫血，但本质上不是溶血，缺乏实验室诊断溶血的三方面的证据，故容易鉴别。无效性红细胞生成时兼有贫血及非胆红素尿性黄疸，是一种特殊的血管外溶血，应予注意。

# 自防

## ★ 预防方法

### 远离疾病

有冷凝集素综合征、阵发性冷性血红蛋白尿症的患者应避免受凉，通常的裸露部位也不要忽视。同时还应该积极地进行治疗以避免被溶血性贫血所威胁与伤害，同时还要做好自我锻炼与调养，以增强自身体质，抵抗疾病，远离溶血性贫血疾病。

### 生活调理

溶血性贫血的专业预防措施中要极力避免发生感染等情况，因为感染、劳累、精神刺激等都是导致溶血性贫血疾病出现的原因。人们应随气候的变化及时地增减衣服，以避免外感等疾病的发生，对远离溶血性贫血疾病有作用。下面介绍常见的预防感染的措施。

▲肺部感染的预防

每2~3小时协助患者翻身、叩背，并鼓励患者咳痰；做好口腔的清洁护

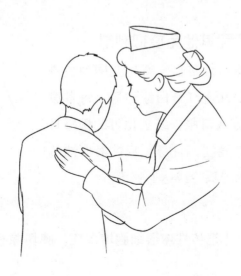

理，每日2次，必要时行雾化吸入。

▲产褥热的预防

注意会阴部的卫生，经常清洗，保持清洁；采取半坐卧位以利于恶露排出。同时要加强营养，以增强身体的抵抗力。

# 自养

## ★ 治疗方法

溶血性贫血是一类性质不同的疾病，其治疗方法不能一概而论。总的治疗原则如下。

### 病因治疗

去除病因和诱因极为重要。例如，冷抗体型自身免疫性溶血性贫血应注意防寒保暖；蚕豆病患者应避免食用蚕豆和具有氧化性质的药物，若出现药物引起的溶血，应立即停药；感染引起的溶血，应予积极抗感染治疗；继发于其他疾病者，要积极治疗原发病。

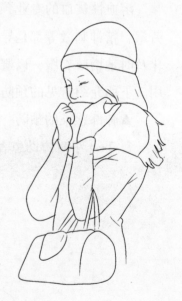

### 糖皮质激素和其他免疫抑制剂

如自身免疫性溶血性贫血、新生儿同种免疫溶血病、阵发性睡眠性血红蛋白尿症等，每日泼尼松40~60毫克，分次口服，或氢化可的松每日200~300毫克，静脉滴注，自身免疫性溶血性贫血可用环磷酰胺、硫唑嘌呤或达那唑等。

### 脾切除术

脾切除适应证：①遗传性球形细胞增多症，脾切除有良好疗效；②自身免疫性溶血性贫血应用糖皮质激素治疗无效时，可考虑脾切除术；③地中海贫血伴脾功能亢进者可行脾切除术；④其他溶血性贫血，如丙酮酸激酶缺乏、不稳定血红蛋白病等，亦可考虑行脾切除术，但效果不肯定。

### 输血

贫血明显时，输血是主要疗法之一。但在某些溶血情况下，也具有一定的危险性，例如，给自身免疫性溶血性贫血患者输血可发生溶血反应，给阵发性睡眠性血红蛋白尿症患者输血也可诱发溶血，大量输血还可抑制骨髓自身的造血功能，所以应尽量少输血。有输血必要者，最好只输红细胞或用生理盐水洗涤 3 次后的红细胞。一般情况下，若能控制溶血，可借自身造血功能纠正贫血。

### 其他

并发叶酸缺乏者，口服叶酸制剂。若长期血红蛋白尿而出现缺铁表现者应补铁。但对阵发性睡眠性血红蛋白尿症患者补充铁剂时应谨慎，因铁剂可诱使阵发性睡眠性血红蛋白尿症患者发生急性溶血。

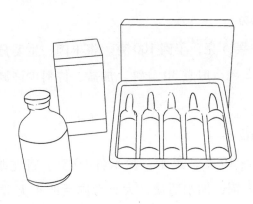

### ★ 食疗

说到溶血性贫血的饮食，其实我们最应该注意的就是患者不能够吃酸性的食物，如猪肉、牛肉、鸡肉、蛋黄、鲤鱼、鳗鱼、牡蛎、干鱿鱼、虾、白米、花生、啤酒等，一些碱性的食物才是患者最好的选择，如豆腐、海带、奶类及各种蔬菜、水果等。

溶血性贫血患者吃什么好？

### 🌱 花生红枣羹

红枣（去核）250 克，连衣花生 250 克，黄豆 500 克，加水后先以武火烧沸，转以文火慢慢熬至浓稠似胶时即可。

### 🌱 枸杞蒸母鸡

枸杞 20 克，母鸡 1 只，调料适量。将枸杞装入鸡腹内，置容器内加葱段、生姜、清汤、食盐、料酒、胡椒粉适量，加盖蒸 2 小时取出，加姜、葱、味精等调料，饮汤食肉。

### 🌱 枸杞银耳羹

银耳 20 克，枸杞 25 克，冰糖或白糖 100 克，鸡蛋 2 个。将银耳泡发后摘除蒂头，枸杞洗后沥水，打蛋取清。砂锅加水，沸后投蛋清、糖搅匀，再沸时入枸杞和银耳，炖片刻。

### 🌱 当归羊肉汤

当归 10 克，生姜 5 克，羊肉 100 克。将羊肉、生姜分别洗净，切片，与当归同入锅，加水 2 碗，煎煮 30 分钟。加盐、佐料少许调味。功效：补气益血，祛寒止痛。

### 🌱 龙眼枸杞粥

龙眼肉、枸杞各 10 克，黑米、粳米各 50 克。将龙眼肉、枸杞、黑米、粳米分别洗净，同入锅，加水适量，大火煮沸后改小火煨煮，至米烂汤稠即可。功效：益气补虚，养肝益血，补血生血，可治疗肤色苍白、食欲不佳。

# 再生障碍性贫血

再生障碍性贫血（AA，简称再障）是一组由多种病因所致的骨髓功能障碍，以全血细胞减少为主要表现的综合征。在我国年发病率约为 0.74/10 万。确切病因尚未明确，已知再障发病与化学药物、放射线、病毒感染及遗传因素有关。发病机制主要有 3 种学说，即干细胞损伤、造血微环境缺陷和免疫功能失调。目前认为再障的主要发病机制是 T 细胞异常活化。再障分为先天性和获得性，后者又分为原因不明的原发性再障和能查明原因的继发性再障。根据起病和病程急缓分为急性再障和慢性再障。

## 自查

### ★ 病因

现在已知的再生障碍性贫血的一个病因是自身免疫性疾病，导致白细胞自行攻击骨髓。

很多的病例都不能清楚判断病因，但再生障碍性贫血有时会与一些物质，如苯、辐射的接触，或是使用某类药物，包括氯霉素及苯丁吡唑酮有所关联，可能会造成骨髓造血细胞的器质性病变。

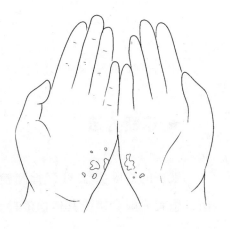

免疫因素：再障可继发于胸腺瘤、系统性红斑狼疮和类风湿关节炎等。患者血清中可找到抑制造血干细胞的抗体，一些原因不明的再障可能也存在免疫

因素。

## ★ 临床表现

　　贫血症状，一般无肝脾大，出血和感染是再障的两大主要并发症。急性再障起病急，病情进展迅速，常以出血和感染为首发症状，早期贫血可不严重。随着病程进展，呈进行性加重，几乎所有患者均有不同部位出血，如消化道出血、血尿、鼻出血、眼底出血、颅内出血及皮下出血等，60%以上有内脏出血；病程中常有发热，为感染所致，感染以口咽部、呼吸道及肛门等部位多见，皮肤黏膜可发生坏死性溃疡而导致败血症，一般治疗难以见效。慢性再障起病缓慢，多以贫血为首发症状，出血以皮肤黏膜多见，感染多见于呼吸道，较易控制。

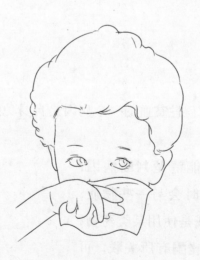

## ★ 诊断方法

　　现在的诊断方法只有骨髓检查。为了寻求诊断的线索，在进行此检查前，患者一般会接受其他血液检查，包括全面血细胞分析、肾功能测定、电解质测定、肝功能测定、甲状腺功能测定、维生素 $B_{12}$ 及叶酸水平测定等。

# 自防

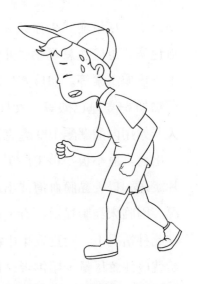

## ★ 预防方法

对造血系统有损害的药物应严格掌握指征，防止滥用。在使用过程中要定期观察血象。

对接触损害造血系统毒物或放射性物质的工作者，应加强各种防护措施，定期进行血象检查。

大力开展防治病毒性肝炎及其他病毒感染的工作。

患者需要注意生活规律，保持心情舒畅，劳逸结合，加强锻炼，养成良好的卫生习惯，早晚刷牙，少到或不到公共场所，以免感染疾病。

# 自养

## ★ 治疗方法

### 尽可能去除导致再障的各种病因

主要包括改善贫血、预防重要脏器出血、防治感染及心理治疗。一般认为 Hb<50 克/升、有心功能代偿不全者，对贫血耐受能力很差或有大出血倾向者有输血适应证，但应注意有些老年患者，特别是高龄患者，由于各器官功能衰退，即使血红蛋白达 60 克/升，也应考虑适当输血，以防各种严重并发症发生。有骨髓移植适应证患者，骨髓移植术前应尽量避免输血，因为输

血可引起同种免疫抗体如人类白细胞抗原抗体、血小板抗体等，影响以后骨髓的植入。有的再障患者需长期反复输血，应注意血液传播的疾病，如各种病毒性肝炎、人类免疫缺陷病毒感染、巨细胞病毒感染等。因此在有条件的情况下，尽量输"去血浆和白细胞"的红细胞。此外长期大量输血可以引起血色病，也应注意观察。止血一般常用维生素 C、止血敏（酚磺乙胺）、肾上腺皮质激素等。如检查发现有纤维蛋白溶解活性增高表现，应加用抗纤溶药物如 6-氨基己酸等。女性月经量过多或流血不止，可在月经来潮前 7~10 天开始用丙酸睾酮 100 毫克，每日肌内注射 1 次，直至月经来潮停用，可减少出血。血小板<$10 \times 10^9$/升伴有严重出血者，有输血小板的适应证。皮肤大片淤斑、口腔黏膜血疱或出血、眼底出血等，应积极输血小板，改善出血情况。因临床经验提示，有上述情况者，常常容易发生中枢神经系统出血，而在此种情况下，一旦发生中枢神经系统出血，抢救很困难。输血小板在一开始就应注意尽量少用供者，最好用同一供者，用不含白细胞的单采血小板以尽量减少血小板抗体的产生。

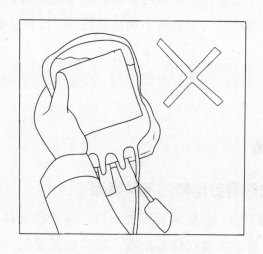

对再障患者而言防治感染十分重要，因粒细胞减少、免疫功能异常，感染常是再障死亡的重要原因之一。为预防感染平时应注意适当营养、讲究卫生、尽量减少与人群接触，尽可能清除全身已存在的各种感染病灶，以防导致全身感染。一旦发生感染，如不明原因发热，不论当时是否能找到感染灶，应首先试用抗菌治疗，抗菌治疗无效，应考虑病毒感染或真菌感染，同时合用或单用抗病毒或抗真菌药物治疗，病原体明确后，应按药物敏感试验结果用药。再障用药还应注意尽量避免对造血有影响的药物。在抗感染方面，目前一般不主张输注白细胞，因为粒细胞在血液中的寿命仅几小时，必须每日连续输注直到感染控制，而反复输注人类白细胞抗原不合的粒细胞易产生抗体，影响以后的治疗。在粒细胞极度低下的严重感染情况下，适当应用粒细胞集落刺激因子（G-CSF）或粒细胞-巨噬细胞集落刺激因子（GM-CSF）有利于控制感染。心理治疗主要包括提高治病信心、提高对疾病的认识和加强对治疗的配合。

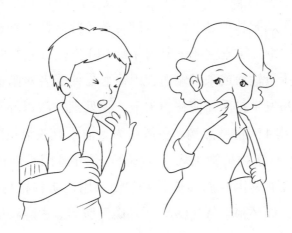

### 雄激素和蛋白合成同化激素治疗

雄激素是治疗慢性再障的重要药物。它能促使肾脏产生促红细胞生成素（EPO）；巨噬细胞产生粒细胞-巨噬细胞集落刺激因子；在肝脏和肾脏存在5β-降解酶，使睾酮降解为5β-双氢睾酮和本胆烷醇酮，后两者对造血干细胞具有直接刺激作用，促使其增殖和分化，因此雄激素治疗必须在有一定量残存造血干细胞的基础上，才能发挥效果。急性再障有时显示不出效果，可能与残存的干细胞太少有关。慢性再障有一定疗效。

### 造血干细胞移植

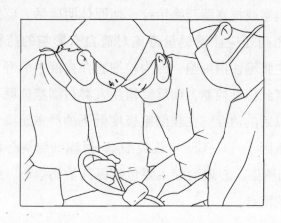

异基因造血干细胞移植是急性再障的首选治疗方法，移植后长期无病存活率可达 60%~80%，其适应证一般为年龄<40 岁，有人类白细胞抗原配型相符供者，术前少量输血或未经输血，因输血易使受者对献血员次要组织相容性抗原致敏，易发生排斥而使移植失败。预处理一般以环磷酰胺 50 毫克/（千克·天），连续 4 天静脉点滴。一般认为，输入有核细胞数应≥$3\times10^8$/千克（供者体重）。移植物抗宿主病（GVHD）是异基因骨髓移植失败的重要原因之一，因此在异基因骨髓移植后要常规采用预防移植物抗宿主病措施，应用免疫抑制剂，如环孢素 A（CsA）、环磷酰胺等。去除移植物中 T 淋巴细胞可以减少移植物抗宿主病的发生，但移植失败率增高，此法不常用。急性再障持久性植入率>80%，5 年生存率>70%。因此急性再障有移植适应证者应首选异基因造血干细胞移植，但必须按移植常规进行，尽量减少移植相关并发症。

## 免疫抑制剂治疗

目前认为再障患者是由于免疫功能失调，因此常用免疫抑制剂治疗再障，对于重型再障，目前常用的有抗淋巴细胞球蛋白（ALG）和抗胸腺细胞球蛋白（ATG），剂量为马 ALG 10~15 毫克/（千克·天），静脉点滴，连用 5 天，或免 ATG 3~5 毫克/（千克·天），静脉点滴 5 天，可同时合用肾上腺皮质激素，在上述免疫抑制治疗后应用雄激素，一般认为羟甲基雄酮效果好，副作用轻，3 毫克/（千克·天），连用 3 个月后评价疗效，有效率 20%~80%，多为 45%~50%，完全缓解率约占 20%，有效病例中 15% 有复发。从目前积累的病例分析看，疗效与不同抗淋巴细胞球蛋白或抗胸腺细胞球蛋白制剂和病例选择有关。诊断后早期用药（<6 个月）、粒细胞≥$0.2\times10^9$/升、血小板≥$130\times10^9$/升效果较好。一般认为疗效与病因、年龄无关，联合应用大剂量肾上腺皮质激素比单用抗淋巴细胞球蛋白或抗胸腺细胞球蛋白效果要好。药物反应有发热、血小板减少、低血压、血清病反应等；应积极处理。

## 造血细胞因子治疗

由于再障是干细胞疾病，应用造血细胞因子治疗近年已有报道。大致可分为以下几种情况：用促红细胞生成素治疗再障必须大剂量才能有效；粒细胞集落刺激因子、粒细胞-巨噬细胞集落刺激因子、白细胞介素-3（IL-3）治疗再障对提高中性粒细胞数、减少感染有一定效果，但对改善贫血和提高血小板计数效果不佳，大剂量应用可能

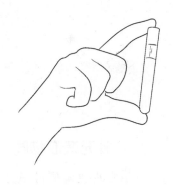

有效，而这种效果常在停药后随之消失，有的甚至使粒细胞计数降至比用药前更低。因此有人认为，只有在严重粒细胞缺乏或合并严重感染时应用上述细胞因子，一般不作为常规应用；联合用药治疗重型再障可提高其疗效，如与抗淋巴细胞球蛋白或抗胸腺细胞球蛋白和环孢素 A（CsA）联合治疗；或环孢素 A 和雄激素联合治疗等。已有报道抗淋巴细胞球蛋白、环孢素 A、甲

泼尼龙和重组人粒细胞集落刺激因子治疗重型再障效果明显提高。

## ★ 食疗

### 供给高蛋白饮食

对于再生障碍性贫血饮食这一问题，也要注意各种血细胞的增殖分化和再生，都需要依赖蛋白质作为基础，所以再生障碍性贫血患者在饮食方面更需要供给营养价值高的动物性蛋白质，如含蛋白质丰富的瘦肉、蛋类、鱼类、乳类、鸡肉、豆制品及动物肾脏等。另外多吃鳖、龟及动物骨或骨髓熬汤等。

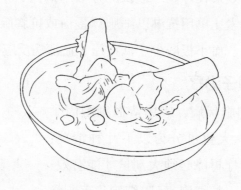

### 补充造血物质

虽然再生障碍性贫血不是由于造血物质缺乏所致，但由于反复出血，常可导致慢性失血性贫血，从而加重再生障碍性贫血的贫血程度，因此食物中常应补充含铁质、叶酸、维生素 $B_{12}$、维生素 $B_6$、维生素 K、维生素 C 丰富的食品，对再生障碍性贫血饮食原则这一问题，一定要特别地重视。

# 白血病

　　白血病是造血系统的恶性肿瘤性疾病。造血细胞的某一系列，主要是某一白细胞系列的前体细胞失去分化成熟能力，在骨髓中和其他造血组织中呈恶性克隆性增生、积聚，并侵犯肝、脾、淋巴结，最终浸润破坏全身组织、器官，使正常造血功能受到抑制。白血病与实体肿瘤不同，不是生长在局部的赘生物，而是全身播散，可能侵犯各系统、器官和组织的恶性血液病。临床表现为贫血、出血、感染及各器官浸润症状。白血病的发病率在儿科恶性肿瘤中居第一位，在成人恶性肿瘤中居第六位。

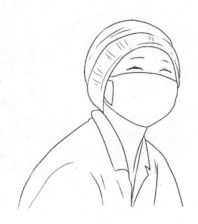

## 自查

### ★ 病因

　　白血病的确切原因还在研究中。一般认为，骨髓干细胞内的 DNA 变异导致它们发生恶变。其原因可以是暴露在放射线中、接触致癌物质和其他细胞内遗传物质的变异。病毒也可能导致白血病。

### 病毒因素

早已证实 C 型 RNA 肿瘤病毒或称反转录病毒是哺乳类动物自发性白血病的病因。这种病毒能通过内生的反转录酶按照 RNA 顺序合成 DNA 的复制品，即前病毒，当其插入宿主的染色体 DNA 中后可诱发恶变。

肿瘤病毒携带有病毒瘤基因（v-onc），大多数脊椎动物（包括人）体内有与 v-onc 同源的基因称癌基因。v-onc 被整合入宿主细胞的基因后可使邻近的基因发生恶变。反转录病毒的感染也可致癌基因激活，成为恶性转变的基因，导致靶细胞恶变。进入体内的病毒基因即使不含有 v-onc，如果改变了基因的正常功能，也有可能引起白血病。

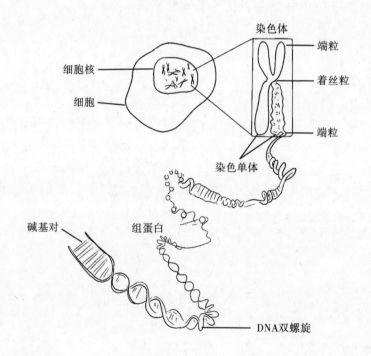

### 化学因素

一些化学物质有致白血病的作用。如接触苯及其衍生物的人群白血病发生率高于一般人群。亚硝胺类物质、保泰松及其衍生物、氯霉素等诱发白血病的报告也可见到，但还缺乏统计资料。某些抗肿瘤的细胞毒性药物如氮芥、环磷酰胺、甲基苄肼、依托泊苷（VP16）、替尼泊苷（VM26）等，都公认有致白血病的作用。

苯的致白血病作用比较肯定。苯致急性白血病以急性粒细胞白血病和红白血病为主。烷化剂和细胞毒性药物可致继发性白血病也较肯定，多数继发性白血病是在原有淋巴系统恶性肿瘤和易产生免疫缺陷的恶性肿瘤经长期烷化剂治疗后发生，乳腺癌、卵巢癌和肺癌化疗后也易发生继发性白血病。

### 放射因素

包括 X 射线、γ 射线。有确切证据可以肯定各种电离辐射可以引起人类白血病。白血病的发生取决于人体吸收辐射的剂量，整个身体或部分躯体受到中等剂量或大剂量辐射后都可诱发白血病。然而，小剂量的辐射能否引起白血病，仍不确定。

日本广岛、长崎原子弹爆炸后，受严重辐射地区白血病的发病率是未受辐射地区的 17~30 倍。爆炸后 3 年，白血病的发病率逐年增高，5~7 年时达到高峰。至 21 年后其发病率才恢复到接近于整个日本的水平。放射线工作者、放射性物质（比如$^{60}$钴）经常接触者白血病发病率明显增加。接受放射线诊断和治疗可导致白血病发生率增加。

### 遗传因素

遗传因素和某些白血病发病有关。白血病患者中有白血病家族史者占 8.1%，而对照组仅 0.5%。近亲结婚人群急性淋巴细胞白血病的发病率比期望值高 30 倍。某些染色体有畸变、断裂的遗传性疾病常伴有较高的白血病发病率，如 21-三体综合征（唐氏综合征）、布卢姆综合征（Bloom 综合征）和范科

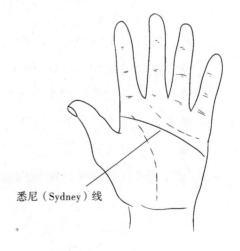

悉尼（Sydney）线

尼（Fanconi）贫血等。

50%儿童急性淋巴细胞白血病患者有一种特殊掌纹，称为悉尼（Sydney）线。

白血病和人类白细胞抗原抗原型别有某种联系，如急性淋巴细胞白血病常伴人类白细胞抗原-A2和人类白细胞抗原-A9等，都说明遗传因素和白血病的发病有某种联系，但对大多数白血病而言，白血病毕竟不是遗传性疾病。

### 其他血液病

某些血液病最终可能发展为白血病，如骨髓增生异常综合征、淋巴瘤、多发性骨髓瘤、阵发性睡眠性血红蛋白尿症等。

## ★ 分类

白血病有多种类型，白血病的类型主要由血液内不正常的血细胞的类型来区分，学术上有多种分类方法，常用的分类法有FAB分类法，以及由世界卫生组织推出的新的WHO分类法。这些分类法可以提供患者预后以及处置的指导。临床上，一般分急性白血病和慢性白血病。

◆急性淋巴细胞白血病（ALL）

◆急性髓细胞性白血病（AML）

◆慢性淋巴细胞白血病（CLL）

◆慢性髓细胞性白血病（CML）

◆年轻型骨髓单核细胞白血病（JML）

◆成人T细胞白血病（ATL）

成年人中最常见的是急性髓细胞性白血病和慢性髓细胞性白血病，儿童中比较常见的是急性淋巴细胞白血病。

## ★ 临床表现

### 发热和感染

半数以上的患者以发热为首发症状，可为 38℃ 以下的低热或 39℃ 甚至 40℃ 以上的高热。多数为反复不规则的发热。而且发热的主要原因是感染，其中以咽峡炎、口腔炎、肛周炎导致发热的情况最多，一些患者也会因为肺炎、扁桃体炎、齿龈炎、肛周脓肿等感染而出现发热；而耳部发炎、肠炎、痛、肾盂肾炎等也会导致此情况出现，一些感染严重的患者还会有败血症、脓毒血症等，也提醒人们在发现这些情况之后就要及时来医院诊治。

### 出血

白血病以出血为首发表现者近 40%，出血可发生在全身各个部位。视物模糊往往提示患者有眼底出血，剧烈的头痛伴恶心、呕吐往往提示患者有颅内出血。

### 浸润

多数白血病患者都会有淋巴结肿大表现，其中白血病细胞在骨髓内大量增生引起骨痛，轻压白血病患者的胸骨就会引起剧烈疼痛；患者更会有牙龈肿胀、肝脾大、头痛和呕吐等情况。

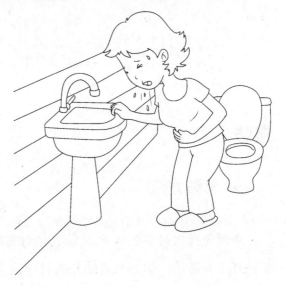

### 贫血

急性白血病患者会有起病急骤，部分患者会以进行性疲乏无力、面色苍白、劳累后心悸气短、食欲缺乏等为主。

### ★ 诊断方法

白血病是骨髓的病变，因此需要进行骨髓穿刺检查以及骨髓切片检查，才能够确定诊断。为了进一步确认白血病的种类，还需要额外的特殊检查，才能精确地将白血病予以分类并给予最适当的治疗。这些特殊检查包括细胞生化特殊染色、流式细胞仪检查、染色体检查。还可考虑行腰椎穿刺检查，以确定有无中枢神经系统受累。

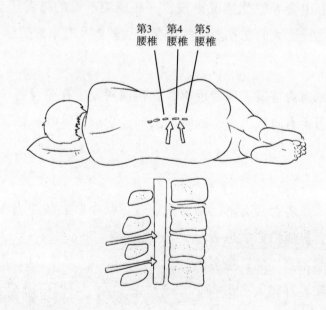

第3     第4     第5
腰椎   腰椎   腰椎

# 自防

### ★ 预防方法

◆避免接触过多的 X 射线及其他有害的放射线，对从事放射工作的人员需做好个人防护。孕妇及婴幼儿尤其应注意避免接触放射线。

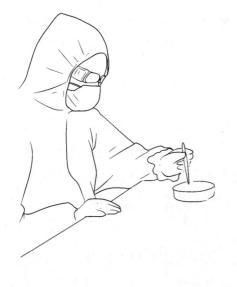

◆防治各种感染，特别是病毒感染，如 C 型 RNA 病毒。

◆慎重使用某些药物，如氯霉素、保泰松、某些抗病毒药物、某些抗肿瘤药物及免疫抑制剂等，应避免长期使用或滥用。

◆避免接触某些致癌物质，做好职业防护及监测工作。如在生产酚、氯苯、硝基苯、香料、药品、农药、合成纤维、合成橡胶塑料、染料等的过程中，注意避免接触有害、有毒物质。

◆对白血病高危人群应做好定期普查工作，特别注意白血病报警及早期症状。

# 自养

## ★ 治疗方法

白血病的治疗按不同类型分类包括药物治疗（中药治疗、西药化疗）、放射治疗、免疫治疗、靶向治疗、干细胞移植等。随着分子生物学、生物遗传学和中医、中药的完善与进展，白血病预后得到极大的改观。"白血病是不治之症"已成了过去。正规、系统地治疗可以使相当一部分白血病患者长期无病生存，甚至可以痊愈。

### 中药治疗

从大量的临床实践来看，在白血病治疗中尽早应用中医、中药可明显改善患者的病情。中医对人体的调理是全面的，中医对气血、阴阳、脏腑的调理可以对应于西医的免疫功能、免疫状态的调节等，也就是说中医对改善患者的生活质量有明显优势，因此，中医、中药的尽早参与对疾病的恢复非常有利。在当前的医疗条件下，中医、中药突出的优势表现在以下三个方面。

▲延长或阻止白血病的复发

化疗结束后，即达到临床缓解水平时，应用中药调节机体免疫水平，恢复免疫功能，可延长白血病的复发时间或阻止其复发。在急性期时白血病需要及时应用化疗，期间可以中医、中药辅助治疗；缓解期时，中医、中药的使用可以提高患者的生存质量，对延缓或阻止复发也有一定的效果。

▲防止白血病多耐药

白血病细胞对化疗是有耐受性的，细胞本身对药物的耐药机制一旦启动将会影响化疗药物对白血病细胞的作用。研究中发现，中医药可以恢复白血病细胞对化疗药物的敏感性。近年来中医药预防、逆转白血病（肿瘤）多耐药性的临床应用研究已经取得了一些阶段性成果。

▲预防白血病的相关并发症

白血病的并发症一旦发生，西医治疗起来难度很大，耗费也惊人，但是如果从预防上下手则相对容易得多，不仅能够减轻患者身体上的痛苦，还能减轻患者的经济负担。

## 化疗

白血病化疗是一把双刃剑，不但起到治疗白血病的作用，同时给人体造成的伤害也是可想而知的，因此很多患者就会问，白血病化疗多少次为宜，应该注意哪些问题。

化疗如同一把双刃剑，给急性白血病患者带来康复的希望，同时也给很多患者身体带来毒副作用，使患者的身体和免疫力受到极大的摧残。化疗次数过少，达不到化疗应有的效果，因为刚发病时体内白血病细胞数量过高，需要充足的化疗药物杀伤这些体内的白血病细胞。如果化疗次数过多，身体的免疫力受到严重的摧残，体内残留的白血病细胞虽是星星之火，但没有人体免疫力的约束控制，就会肆无忌惮地形成燎原之势，这也是很多患者在化

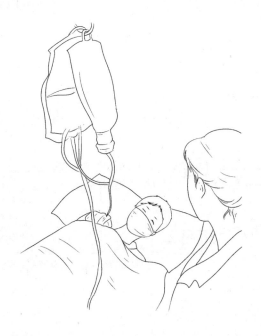

疗中复发的道理。因此化疗次数过多或过少都不好。

　　急性白血病患者性别、年龄、体质是不同的，病情程度、对化疗药物的耐受性也不同，所以很难对急性白血病化疗最佳次数定一个具体的数字，患者要根据自己的身体情况和化疗药物的效果来确定一个适合自己的化疗次数。如果身体比较强壮，化疗药物效果又挺好，可以多化疗几次；如果身体比较虚弱，化疗药物效果又不是很好，可以少化疗几次。白血病化疗不是巧克力，要适可而止。次数过多不仅增加了患者的经济负担，还使其身体状况和生活质量急剧下降。同时可采用中医疗法，进行综合治疗，结合中西疗法的优势，缓解白血病化疗的弊端并协同作用，才有可能降服白血病、重获健康。

## 免疫治疗

　　免疫治疗一个是免疫细胞的治疗，还有一个是药物的治疗。免疫细胞的治疗是指把患者的细胞从血里面分离出来，在体外用一些细胞因子，使它变成一种杀伤细胞，再回输到血液中去，这种杀伤细胞可以识别肿瘤细胞进行杀伤。

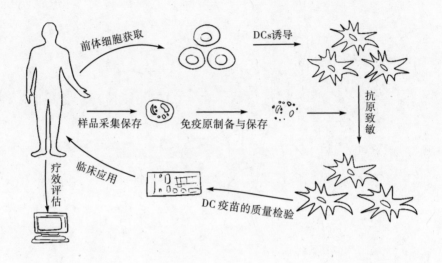

▲活化吞噬细胞、自然杀伤细胞、细胞毒性 T 细胞等免疫细胞，诱导白细胞介素、γ-干扰素、肿瘤坏死因子-α 等细胞因子的分泌。

▲诱导癌细胞凋亡。

▲与免疫治疗药物（干扰素-α2b）有协同作用。

▲减轻晚期癌症患者的疼痛，增加食欲，改善患者的生活质量。

▲增强免疫。硒能有效抑制肿瘤细胞。

生物细胞免疫治疗则是通过一种比较温和的方式来进行白血病治疗的，它是抽取患者的外周血，然后提取其中的单个核细胞，进行体外培养与增殖，最后再回输到患者体内来杀伤癌细胞，从而达到抑制复发和转移的效果。

生物细胞免疫技术具有效果好、痛苦小、安全性高、能够诱导杀伤癌细胞、同时不伤害正常健康细胞等优点，如果联合化疗治疗的话，可以减轻化疗的毒副作用，有效地延长患者的生命期限，防止白血病的复发，大大提高患者的生存质量。

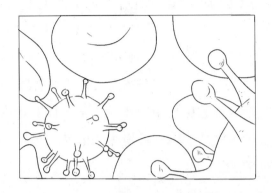

靶向治疗

## 靶向治疗

靶向治疗的药物都是新药,最老的药也不过上市十几年,虽然许多原本核准应用在某些癌症的药物,后来发现也可以多方应用在其他的癌症治疗上,但必须注意的是靶向治疗在核准上市之初重点都不是用于治愈,而是用来延长终末期患者寿命的。

因此刚发现有癌症的患者,如果是初期可以手术切除并且有治愈希望者,最好还是听从医嘱,先采取手术方式将癌症病灶切除,不要不敢接受手术而想要直接使用靶向治疗,否则反而可能会延误病情,错过治愈的黄金时机。

截至目前效果最好的靶向治疗药物单药应用,最好的成效也不过是延长寿命、降低复发率,至今仍无完全治愈的报告。

## ★ 食疗

## 高蛋白

白血病是血细胞发生了病理改变所致,这类患者机体内蛋白质的消耗量远远大于正常人,只有补充量多质优的蛋白质,才能维持各组织器官的功能。蛋白质另一个功能是构成抗体，具有保护机体免受细菌和病毒的侵害、提高机体抵抗力的作用。所以，白血病患者应摄入高蛋白饮食，特别是多选用一些质量好、消化与吸收率高的植物性蛋白和豆类蛋白质，如豆腐、豆腐脑、豆腐干、腐竹、豆浆等，以补充身体对蛋白质的需要。

人体蛋白质有调节人体酸碱平衡的作用，若人体的蛋白质缺乏，就会使人体体液酸碱失衡，使人体的弱碱性环境变为酸性，导致人体各种内源性疾病的产生，包括癌症的发生。

### 多进食富含维生素的食物

临床资料证明，恶性肿瘤患者中有 70%～90% 的人其体内有不同程度的维生素缺乏。国外医学研究证明多吃富含维生素 C 的蔬菜与水果，能阻止癌细胞生成、扩散。摄入大量维生素 C，还能增强机体的局部基质抵抗力和全身免疫功能，从而达到控制和治疗癌症的目的。富含维生素 C 的食物有油菜、雪里蕻、西红柿、小白菜、韭菜、荠菜、山楂、柑橘、鲜枣、猕猴桃、沙棘及柠檬等。

维生素 A 可刺激机体免疫系统，调动机体抗癌的积极性，抵抗致病物侵入机体。富含维生素 A 的食物有胡萝卜、南瓜、苜蓿、柿子椒以及菠菜等。

维生素可分为水溶性和脂溶性的，水溶性的维生素有维生素 C 和 B 族维生素，脂溶性维生素有维生素 A、维生素 D、维生素 E、维生素 K。水溶性的维生素人体容易吸收，也容易从体液里流失，若不及时补充会造成维生素缺乏症。脂溶性的维生素容易储存在脂肪组织和肝脏，从胆汁缓慢排出体外，所以过量会导致中毒。人体维生素要合理搭配补充，不能多也不能少，适量补充。维生素的缺乏也会使酸性体液形成，人体要从食物中去补充所需维生素。

### 多摄入含铁质丰富的食物

白血病的主要表现之一是贫血，所以在药物治疗的同时，鼓励患者经常食用一些富含铁的食物，如豌豆、黑豆、绿色蔬菜、大枣、红糖、黑木耳、芝麻酱、蛋黄等。

## 🍵 药膳

▲粳米猪肝莲子大枣粥

粳米 50 克，莲子 20 克（水泡），熟猪肝（切成丁）30 克，大枣 10 个，加水适量熬粥，早晚分服，有防治贫血的作用。

▲大枣桂圆薏米粥

大枣 10 个，桂圆 20 克，薏米 40 克，加水适量熬成粥，早晚食用。大枣、桂圆、薏米均为健脾益胃滋补之品，经常食用可增强体质，提高机体抗癌免疫功能。对贫血、身体虚弱的肿瘤患者或放疗、化疗引起血红蛋白量低下、白细胞减少及血小板减少者，均有较好的辅助疗效。

▲猪蹄黄豆银耳汤

鲜猪蹄 1 只，黄豆 25 克，干银耳 10 克，食盐 10 克，水适量。先把猪蹄、黄豆煮熟后，再加入银耳文火同煮 5~10 分钟，连汤服用。本品既能增加患者的营养，又能增强肿瘤患者对放疗、化疗的耐受能力。

▲百合干地黄粥

百合 30 克，干地黄 50 克，粳米 25 克，蜂蜜适量。将百合洗净，干地黄加水浸泡 30 分钟，煎汁去渣；粳米洗净。将地黄汁、百合、粳米同放锅内，加水煮粥至热，加蜂蜜调味服。具有养阴清热、凉血安神作用。适用于白血病属于阴虚血热者，症见神疲乏力、午后潮热、五心烦热、心烦失眠等症。

▲荠菜粥

鲜嫩荠菜 100~200 克，粳米 100 克，白糖 20 克，精盐、食油适量。将荠菜洗净，切碎，压榨取汁（或用白净布绞汁），粳米淘洗净；将粳米放入锅内，加水适量，先用大火烧沸，转为小火熬煮到米熟，下入白糖、食油、精盐、菜汁，继续用小火熬煮到米烂成粥，即可食用。早、晚餐服食，每日 1~2 次。本品特点：粥烂软，味咸微甜，功用为清热解毒，凉血止血。用于白血病发热出血症。研究认为荠菜甘淡酸凉，具有抗肿瘤、止血作用。

▲凉拌丝瓜

鲜嫩丝瓜 1~2 条，麻油、酱油各适量，盐、味精各少许。将丝瓜刮皮，洗净，沥干，剖两半切成 3 厘米段或 0.6 厘米厚的片。丝瓜片加盐拌匀，放 1 小时后将盐沥去，放入大碗内，加香油、酱油、味精，略拌和即可食用。本品特点：绿色，味清香，爽口。功用为清热化痰，凉血止血。用于白血病发热出血、痰核结块等症。

▲鲜蘑白菜水饺

面粉、白菜各 500 克，鲜蘑菇 100 克及调料适量。面粉与微量精盐、200 克冷水相和，反复揉搓成光滑、柔软的面团，加盖，醒 15 分钟，白菜入沸水中烫软，剁碎，与鲜蘑末拌和，加姜末、葱花、黄酒、精盐、麻油、味精，调制成馅，把面团分 60 份，擀皮，包成饺子，入沸水中煮熟。功用为解毒抗癌。适用于白血病、子宫癌、皮肤癌、肉瘤等。

▲口蘑烩豆腐

口蘑 15 克，豆腐 1 小块，火腿末、豌豆各 10 克及调料适量。口蘑泡开后洗净，泡蘑菇水澄清待用；豆腐切长条形，用开水烫后捞出沥水。锅内放鲜汤及泡蘑菇水烧开，放入口蘑、豆腐、火腿末、豌豆，加盐，炖煮约 10 分钟，勾芡，调入味精，淋少许麻油。功用为补气健脾益胃。适用于肺病、白血病、贫血、婴幼儿缺钙、缺铁等症。

▲蒜苗炒河蚌肉

蒜苗、河蚌肉各 250 克，蒜 2 瓣及调料适量。蒜苗洗净，切成 2~3 厘米长的段，河蚌肉用刀背拍松，沸水中略烫后切成片，加黄酒、盐拌匀待用，菜油烧熟，降温片刻爆香蒜茸、姜末，下蒜苗煸炒至半熟，入蚌肉，调入精盐、白糖，沸腾后再煮约 4 分钟，加味精即成。功用为清热解毒，抗癌利尿。可作为一切恶性肿瘤、白血病的辅助治疗。

▲大蒜豆腐

嫩豆腐 400 克，青大蒜 100 克，调料适量。菜油烧热，待降温至六成热时，放入蒜段煸炒至软，加入豆腐块，边炒边加适量的黄酒、酱油、精盐、白糖等调味品，再加少许水煮沸，勾薄芡，调入味精。功用为补虚解毒。可作为一切恶性肿瘤及白血病患者之膳食。

▲大蒜烧茄

大蒜 25 克，茄子 500 克，食盐 2 克，白糖 5 克，酱油 10 克，味精 1 克，生姜 5 克，葱白 10 克，干淀粉 10 克，菜油 50 克，清汤 200 克。茄子撕去蒂把，洗净，切成两半，在每半的表面上划成约 1 厘米宽的十字花刀，然后切成约 4 厘米长、2 厘米宽的长方块（深切不断为度）。每瓣蒜切成两半，将盛菜油的锅烧热，炼至油泡散尽，冒青烟时离火。待油稍降温后，把茄子逐个放入锅内翻炒，下入姜末、酱油、盐、蒜及清汤，烧沸后，用文火焖 10 分钟，翻匀，撒入葱花，用白糖与淀粉加水调成的芡汁勾芡，调入味精。功用为清血热，行气滞，利水湿，解邪毒。适用于紫斑、白血病等治疗。

# 过敏性紫癜

过敏性紫癜又称出血性毛细血管中毒症或 Henoch-Schönlein 综合征。这是一种较常见的毛细血管变态反应性疾病，病变主要累及皮肤、黏膜、胃肠、关节及肾脏等部位的毛细血管壁，使其渗透性和脆性增加，以致造成出血症状。

## 自查

### ★ 病因

本病属免疫血管性疾病，过敏原可能与下列因素有关。

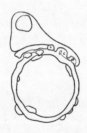

基底膜表面少数沉积物

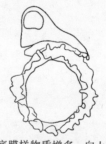

基底膜样物质增多，向上皮表面形成钉状突起并分隔致密沉积物

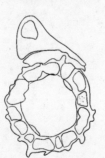

基底膜样物质进一步增多，包绕致密沉积物

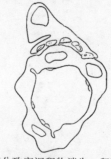

部分致密沉积物消失，留下呈虫蚀状不规则增厚的基底膜

### 🌣 细菌与病毒感染

细菌中以 β-溶血性链球菌为常见，其次有金黄色葡萄球菌、结核杆菌和肺炎球菌等。病毒感染中以流感、风疹、水痘、流行性腮腺炎和肝炎等为最常见。

### 🌣 寄生虫感染

以蛔虫感染最多见，其次为钩虫，以及其他寄生虫。寄生虫的代谢产物或死后分解产物均可使机体发生变态反应。

### 🌣 食物

以动物性食物为主，主要有鱼、虾、蟹、牛奶、蛋、鸡等。

### 🌣 药物

常用的抗生素（青霉素、链霉素、氯霉素、红霉素），各种磺胺类药物，解热镇痛药（水杨酸类、保泰松），镇静剂（苯巴比妥、水合氯醛），激素类（人工合成雌激素、丙酸睾酮、胰岛素），抗结核药（异烟肼），其他如洋地黄、奎尼丁、阿托品、碘化物等。

### 🌣 其他

如寒冷、外伤、昆虫叮咬、花粉、接种、结核菌素试验、更年期，甚至精神因素等。

## ★ 分类

### 🌣 单纯皮肤型

常突然发病，损害局限于皮肤，表现为针头至黄豆大的瘀点、瘀斑。主要发生于下肢，尤其是双小腿伸侧。皮疹分批陆续发出，每批经 2~3 周消退，由于反复发作，病程可

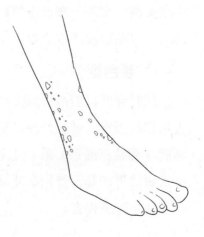

达数月至数年之久。本型一般无全身不适，病情重者有发热、头痛等症状。

### 关节型

起病时先有发热、咽痛、乏力、恶心、呕吐等前驱症状，而后皮肤出现紫癜、风团、红斑，甚至有水疱、坏死或溃疡。皮损可发生于关节附近，伴关节疼痛是本型的主要特点，病程久者，关节可变形而影响关节功能。容易受累的关节有膝关节、肘关节、踝关节与腕关节等。此型可在数月至两三年内自愈，但容易复发。

### 胃肠型

本型多见于儿童及老年人，因为除皮肤有紫癜等损害外，还有腹痛症状，所以称为胃肠型紫癜，表现为脐周或下腹部隐痛或绞痛，伴有食欲不振、恶心、呕吐、便秘、腹泻以及便血等症状，个别可伴有肠套叠、肠穿孔甚至死亡。

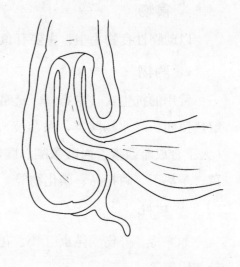

### 肾型

小儿如果发生过敏性紫癜常伴有肾脏损害，称为肾型紫癜，常有血尿、蛋白尿、管型尿，严重者可发生肾衰竭，出现无尿、水肿、高血压等症状。患有这一型的过敏性紫癜，应及时到医院诊治，以免引起严重后果。

### 混合型

同时合并以上两种以上的症状为混合型的过敏性紫癜。发病后如能及时去除致病因素，对症处理，则较容易治愈。一般的治疗措施是口服维生素 C、钙剂（葡萄糖酸钙）和芦丁等以降低血管通透性。皮质类固醇激素治疗过敏性紫癜效果较好，特别是能减轻关节痛和胃肠道症状，但不能预防新瘀点出现和防止肾脏损害。

## ★ 临床表现

### 一般症状

多数患者于发病前 1~2 周有上呼吸道感染史及症状。

### 皮肤表现

典型皮疹为棕红色斑丘疹，突出于皮表，压之不退色，单独或互相融合，对称性分布，以四肢伸侧及臀部多见，很少侵犯躯干，可伴有痒感或疼痛，成批出现，消退后可遗有色素沉着。除紫癜外，还可并发荨麻疹、血管神经性水肿、多形性红斑或溃疡坏死等。偶尔口腔黏膜或眼结膜也可出现紫癜。

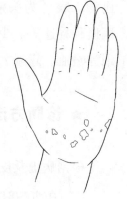

### 关节表现

关节可有轻微疼痛到明显的红、肿、痛及活动障碍。病变常累及大关节，以膝、踝、肘、腕等关节多见，可呈游走性，常易误诊为"风湿病"。主要是关节周围病变，可反复发作，不遗留关节畸形。

### 腹部表现

腹痛常见，多呈绞痛，是血液外渗入肠壁所致。以脐及右下腹痛明显，亦可遍及全腹，但一般无腹肌紧张，压痛较轻，可伴有恶心、呕吐、腹泻与黑便。因肠道不规则蠕动，可导致肠套叠，多见于儿童。偶可发生肠穿孔。如不伴有皮肤紫癜，常易误诊为"急腹症"。

### 肾脏表现

肾炎是本病最常见的并发症，发生率在 12%~65%。一般于紫癜出现后 1~8 周内发生，轻重不一，有的仅为短暂血尿，有的很快进展为肾衰竭，但少见。主要表现为血尿、蛋白尿、管型尿、水肿及高血压等急性肾小球肾炎表现，少数可为慢性肾炎、肾病综合征，个别病例可转入慢性肾衰竭。

以上四型（皮肤、关节、腹部、肾脏）可单独存在，两种以上合并存在时称为混合型。

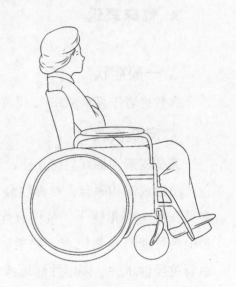

### 其他

少数患者出现紫癜后，病变累及脑膜血管，表现为头痛、呕吐、谵妄、抽搐、瘫痪和昏迷等。少数可累及呼吸系统，表现为咯血、哮喘、胸膜炎、肺炎等。

## ★ 诊断方法

根据病史及皮疹特点，诊断不困难，需与下列疾病相鉴别。

### 单纯皮肤型

需与感染性紫癜、药物性紫癜相鉴别，后者紫癜特点为无一定的好发部位、非对称、亦不分批出现。尚需与血小板减少性紫癜鉴别，后者的紫癜特点为散在小点状或片状，无融合倾向，不突出于皮表，不对称分布。

### 关节型

需与风湿性关节炎鉴别，后者的关节红、肿、热、痛及游走性均较前者明显，且皮疹多为环形红斑或多形性红斑。

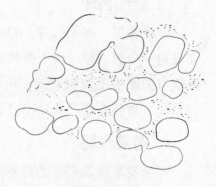

环形红斑状皮疹

### 腹型

需与急腹症鉴别，后者有腹部肌肉紧张，压痛明显，体温升高，甚至出现中毒性休克，白细胞明显增加。但须注意过敏性紫癜也可有肠套叠及肠穿孔。

## 🌱 肾型

需与肾小球肾炎鉴别，二者临床表现及实验室检查无法区别，但后者无皮肤紫癜。

# 自防

## ★ 预防方法

### 🌱 预防

▲预防各种感染，如细菌、病毒、寄生虫等感染。积极防治上呼吸道感染。

▲饮食有节。

▲调节情志，保持心情轻松愉快。

▲经常参加体育锻炼，增强体质，预防感冒。

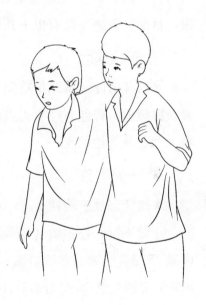

▲积极清除感染灶。

▲尽可能找出过敏原。

▲急性期和出血多时，应限制患者活动。

### 🌱 其他注意事项

▲饮食调理

本病以热血为主，饮食要清淡，主食以大米、面食、玉米面为主；多吃瓜果蔬菜，忌食肥甘厚味、辛辣之品，以防胃肠积热；对曾产生过敏而发病的食物，如鱼、虾、海味等绝对禁忌。气虚者应补气、养气、止血。血瘀者可用活血化瘀之品。

▲潜在并发症

（1）消化道出血：与肠道黏膜受损有关。

（2）紫癜性肾炎：与肾毛细血管变态反应性炎症有关。

# 自养

## ★ 治疗方法

随着我国最近这些年经济的发展，人们的生活水平也越来越好了，人们越来越关注到自身健康问题，在生活中有很多人得了过敏性紫癜，受了很大的痛苦。患者们一直想要通过科学的治疗，早日治疗自己身上的过敏性紫癜。目前，紫癜主要有以下几种治疗方式。

### 去除病因

寻找并清除过敏原很重要，如扁桃体炎及其他感染病灶治愈后，本病也常获得缓解。曾经有经驱钩虫后顽固性紫癜得到治愈的报道。避免可疑的药物、食物及其他因素。

### 一般治疗

▲抗变态反应药物

疗效不定，扑尔敏（氯苯那敏）4毫克，每日3次口服；苯海拉明或异丙嗪25毫克，每日3次口服；息斯敏（阿司咪唑）10毫克，每日1次口服；10%葡萄糖酸钙20毫升静脉注射，每日1次。

▲芦丁和维生素C

可增加毛细血管抵抗力。一般用药剂量宜大。维生素C以静脉注射为好。芦丁20~40毫克口服，每日2次；维生素C 2~3克，每日1次静脉注射或加入葡萄糖液中静脉滴注。

▲止血药

安络血（卡巴克络）10毫克，每日2~3次肌内注射，或用40~60毫克，加入葡萄糖液中静脉滴注。止血敏（酚磺乙胺）0.25~0.5克，每日2~3次肌内注射，或静脉滴注。有肾脏病变者应慎用抗纤溶药。

### 肾上腺皮质激素

可抑制抗原-抗体反应，改善毛细血管通透性。对皮肤型及肾型疗效不佳，也不能预防肾炎的发生。对关节型及腹型有效，可减轻肠道水肿，防止肠套叠。泼尼松 30~40 毫克，每日 1 次口服，严重者可用氢化可的松 100~200 毫克或地塞米松 10~20 毫克，每日静脉滴注，连续 3~5 天，病情好转后改口服。病情控制后宜用小维持量，一般需 3~4 个月。

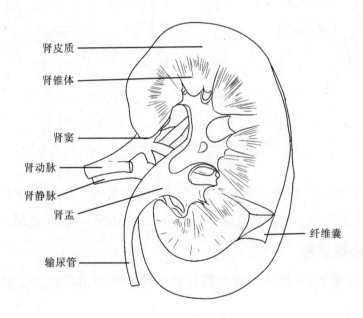

肾皮质
肾锥体
肾窦
肾动脉
肾静脉
肾盂
纤维囊
输尿管

### 免疫抑制剂

▲对肾炎或并发膜增殖性肾炎，单用激素疗效不佳者，可采用环磷酰胺 2~3 毫克/（千克·天）静脉注射，或硫唑嘌呤 2~3 毫克/（千克·天）口服，但应注意血象及其他副作用。双嘧达莫（潘生丁）亦可减少蛋白尿。

▲一般治疗无效或疗效不佳者也可在权衡利弊后给予免疫抑制治疗，因为免疫相关疾病抑制抗原-抗体反应和抑制抗体产生都是快速控制病情的有

效手段。用药包括骁悉（吗替麦考酚酯）、他克莫司、环磷酰胺等。

### 血浆置换或血液灌流

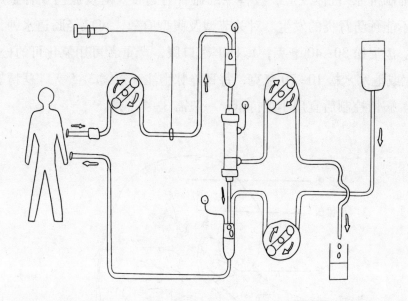

旨在快速清除体内炎性介质，包括白细胞介素-2、白细胞介素-6、白细胞介素-8等炎性因子，对于皮肤型、关节型甚至腹型可以快速缓解病情。

### 丙种球蛋白

封闭吞噬细胞 Fc 受体，减少其分泌炎性介质和清除反应造成的血管壁损伤。

### 中医中药

本症是风湿之邪外袭，与气血相搏，热伤脉络，使血不循经，溢于脉外，渗于肌肤而成。热毒发斑者，宜用凉血解毒，代表方为犀角地黄汤加减。夹有风湿者加防风；夹湿者加陈皮、半夏、苡仁。热毒清除后可改用归脾汤加减或红枣汤治疗。

## ★ 食疗

### 花生衣煎子

花生衣 50 克，红枣 50 克。上二味水煎，每日 1 剂，分 2 次服。可补血，凉血，止血。主治过敏性紫癜，属血热妄行型，皮肤出现青紫瘀点或斑块，发热，口渴欲饮，舌红有瘀斑、苔黄，脉象弦数。

### 马兰蛋卵

马兰头全草 60 克，青壳鸭蛋 2 个。上二味同煮，将蛋煮熟后去壳，再煮蛋至黑色即可。吃蛋饮汤，每日 1 剂，空腹食。可清热，凉血，止血。主治过敏性紫癜，属血热妄行型，皮肤出现紫斑，伴发热、口渴、便秘、舌质红、苔黄。

### 猪皮柿叶汤

鲜猪皮 100 克，柿树叶 20 克。上二味慢火熬成汤，分 2 次饮用。可滋阴降火，安络止血。主治过敏性紫癜，属阴虚火旺型，皮肤出现青紫斑块，时作时止，潮热盗汗，可伴有尿血、便血。

### 兔肉炖红枣

兔肉 500 克，红枣 100 克，红糖适量。将兔肉洗净切成小块，同红枣、红糖共放锅内隔水炖熟，至肉烂即可。分 3 次服完。可补气，养血，止血。主治过敏性紫癜，属气不摄血型，久病不愈，反复出现紫癜，神疲乏力，头昏目眩，面色少华，爪甲发白。

### 桂圆大枣党参汤

桂圆肉 20 克，大枣 10 个，党参 30 克。上三味加水煎服，每天 1 剂，分 2 次服食。可补气摄血。主治过敏性紫癜，属气不摄血型，反复出现紫癜，神疲乏力，头晕目眩，食欲不振。

## 羊骨粥

羊四肢长骨2根，红枣20枚，糯米60克。将羊骨敲碎，与糯米、红枣共煮稀粥。每日1剂，分2次服，可长期食用。可滋阴补血。主治过敏性紫癜，属阴虚火旺型，皮下出现青紫瘀点或斑块，伴潮热、盗汗、颧红、心烦、口渴、舌红苔少者。

# 特发性血小板减少性紫癜

特发性血小板减少性紫癜是以出血及外周血血小板减少、骨髓巨核细胞数正常或增多并伴有成熟障碍为主要表现的常见出血性疾病。现代研究证实特发性血小板减少性紫癜（ITP）是一种自身免疫性出血综合征，或称自身免疫性血小板减少性紫癜。

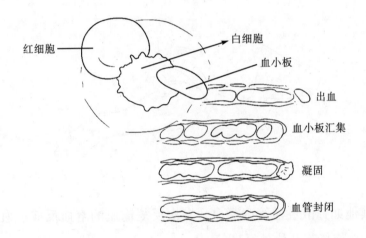

红细胞　白细胞　血小板　出血　血小板汇集　凝固　血管封闭

# 自查

## ★ 病因

### 发病原因

▲原发性或特发性血小板减少性紫癜临床上分2型。急性型与病毒感染有关，如风疹、麻疹、水痘、流行性腮腺炎、传染性单核细胞增多症及病毒性肝炎等。慢性型起病隐匿，病程超过

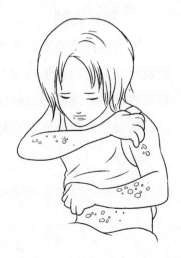

6个月，多发生于成人中。

▲继发性或症状性血小板减少性紫癜

（1）造血系统疾病如再生障碍性贫血、多发性骨髓瘤、白血病、恶性淋巴瘤、骨髓纤维化、维生素 $B_{12}$ 和叶酸缺乏症、阵发性睡眠性血红蛋白尿症等。

（2）药物如化疗药、抗生素类、奎宁类、磺胺类、解热镇痛药、苯巴比妥类、抗结核药及利尿药等。

（3）感染如败血症、伤寒、斑疹伤寒、结核、猩红热等。

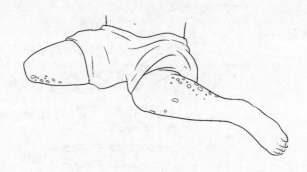

（4）其他如弥散性血管内凝血、多次反复输血的溶血反应、血管瘤、脾功能亢进、心肺复苏及体外循环等。

## 发病机制

原发性或特发性血小板减少性紫癜，急性型可能系抗病毒抗体与血小板膜发生交叉反应或免疫复合物黏附于血小板所致，慢性型与自身产生抗血小板抗体有关。继发性或症状性血小板减少性紫癜是造血系统疾病、药物、感染、其他如弥散性血管内凝血、多次反复输血的溶血反应、血管瘤等引起的系列反应。

## ★ 临床表现

### 🍷 急性型

多见于婴幼儿，多有病毒感染史，潜伏期2～21天。突然发病，可有畏寒、发热，皮肤和黏膜出现广泛的瘀点、瘀斑，扩大成大片状，甚至形成血疱、血肿，碰撞部位尤甚。内脏受累出现鼻出血、胃肠道及泌尿生殖道出血。颅内出血罕见，但较凶险。一般病程4～6周，大多有自限性，预后良好。部分病例反复发作后转为慢性。

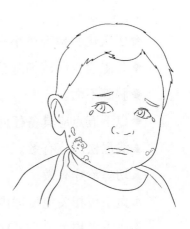

### 🍷 慢性型

主要见于成年女性，起病缓慢，症状相对较轻。月经过多常为首发症状和主要表现。皮肤和黏膜可见散在瘀点和瘀斑，血疱和血肿少见。可累及内脏任何器官。有时可见外伤或小手术后创口出血不止。长期反复大量出血可引起贫血，一般脾脏不大。病情常迁延半年以上，反复发作，发作间歇期可无任何症状。

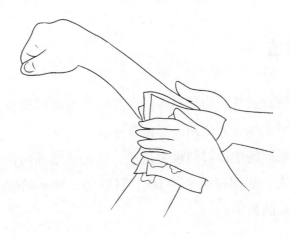

根据临床表现、皮损特点、实验室检查特征即可诊断。

### ★ 诊断方法

◆多次化验检查血小板计数减少。

◆骨髓检查巨核细胞数增多或正常，有成熟障碍。

◆脾脏不大。

◆以下五点应具备任何一点

▲泼尼松治疗有效。

▲切脾治疗有效。

▲血小板相关免疫球蛋白（PAIg）增多。

▲血小板相关 $C_3$（$PAC_3$）增多。

▲血小板寿命缩短。

◆排除继发性血小板减少症。

急性特发性血小板减少性紫癜血小板明显减少，通常少于 $20×10^9$/升。慢性特发性血小板减少性紫癜多次化验血小板减少，多为（$30～80$）×$10^9$/升。

# 自防

### ★ 预防方法

◆避免毒物或放射性物质的损害。患者应尽可能减少放射诊断和治疗次数，避免过多照射发生，并定期进行血象检查。

◆科学、有规律的生活习惯极为重要，这是防治任何疾病所必需的，生活习惯不规律的人，如彻夜唱卡拉 OK、打麻将、夜不归宿等，都会增加患血小板减少性紫癜的概率。

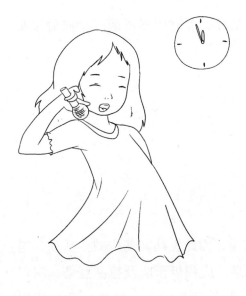

◆积极防治病毒感染。病毒感染与血小板减少性紫癜发病有密切关系，最常见的是肝炎病毒。因此，做好预防接种工作，防治各种感染的发生。

◆还要注意不吃那些对身体有害的食物，多吃新鲜的瓜果蔬菜，及时补充日常所需的维生素。这也是预防血小板减少性紫癜的有效方法。秋冬季节是血小板减少性紫癜的多发季节，为了预防这种疾病的发生，我们应该多进行一些户外运动，多多锻炼，增强自身的免疫能力和抗病能力。

◆注意血小板减少性紫癜患者的预防用药，尽可能避免使用能引起血小板减少的药物。

◆保持血小板减少性紫癜患者的精神放松，平时宜保持心情舒畅，避免精神过度紧张。

◆远离辐射。提醒大家在接触损害造血系统毒物或放射性物质时，应加

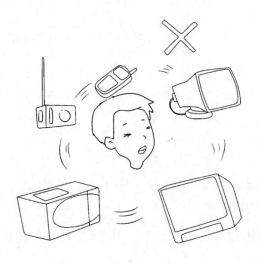

强各种防护措施，若是自身存在疾病需要治疗，此时应尽可能减少放射诊断和治疗次数，避免过多的照射，并定期进行血象检查。

# 自养

## ★ 治疗方法

### 一般疗法

急性病例主要于发病 1~2 周内出血较重，因此发病初期应减少活动，避免创伤，尤其是头部外伤，重度者卧床休息。应积极预防及控制感染，阿司匹林可致出血，亦须避免。给予足量液体和易消化饮食，避免口腔黏膜损伤。为减少出血倾向，常给大量维生素 C 及维生素 P。局部出血者压迫止血。一般病例不需给以特殊治疗。若出血严重或疑有颅内出血者，应积极采取各种止血措施。慢性病例出血不重或在缓解期均不需特殊治疗，但应避免外伤，预防感染，有时轻微呼吸道感染即可引起严重复发。对出血严重或久治不愈者应进行如下特殊疗法。

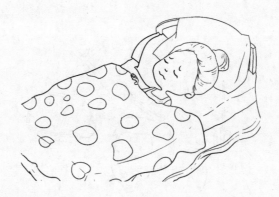

### 输新鲜血小板

仅可作为严重出血时的紧急治疗。因患者血中存在抗血小板抗体，输入的血小板可很快被破坏，寿命短暂（几分钟至几小时）。故输血小板不能有效提高血小板数。但有人认为输入血小板后可迅速降低毛细血管脆性，而减轻出血倾向。

### 肾上腺皮质激素

一般认为激素的疗效系由于：①降低毛细血管通透性，减少出血倾向；②减轻免疫反应，并可减少血小板相关免疫球蛋白的产生及抑制脾脏单核巨噬细胞对附有抗体血小板的吞噬作用。故在特发性血小板减少性紫癜患者早期应用大量激素后，出血现象可较快好转。目前仍主张在发病1个月内（特别是2周内）病情为中度以上或发病时间虽长，但病情属重度以上的患者应给予激素治疗。用药原则是早期、大量、短程。一般泼尼松0.5~1毫克/（千克·天）分2~3次口服。若出血严重，可用氢化可的松400毫克/天或地塞米松10~20毫克/天静脉点滴，待出血好转即改为泼尼松50~60毫克/天口服。一般用药3周左右，最长不超过4周，逐渐减量至停药。

### 大剂量丙种球蛋白静脉点滴

对出血患者，亦可静脉输入大剂量精制丙种球蛋白（IgG），约0.4克/（千克·天），连用5天。80%~90%的患者可提高血小板计数，对出血严重，尤其需在短期内快速提升血小板数量者适用。但此种精制品费用昂贵，一时不易推广。

### 免疫抑制剂

激素治疗无效者尚可试用：①长春新碱，每次1.5~2毫克/平方米（最大剂量2毫克/次）静脉注射，每周1次；用药后血小板计数可见上升，但多数患者停药后又下降，仅少数可长期缓解。因疗效短暂，故较适用于手术前准备。②环磷酰胺2~3毫克/（千克·天）口服或每次300~600毫克/平方米静脉注射，每周1次。有效时多在2~6周，如8周无效可停药。有效者可继续用药4~6周。③硫唑嘌呤1~3毫克/（千克·天），一般1个月后方可见效。这些免疫抑制剂可与皮质激素合用。

### 其他药物

近年来国内外试用炔羟雄烯异恶唑，这一非男性化人工合成雄激素，治疗顽固性慢性特发性血小板减少性紫癜患者，对部分患者有一定疗效，维持效果时间较短，故对准备切脾手术而需血小板暂时上升者有一定价值。其作用现认为可调整 T 淋巴细胞的免疫调节功能，从而降低抗体的产生，并可减少巨噬细胞对血小板的清除。

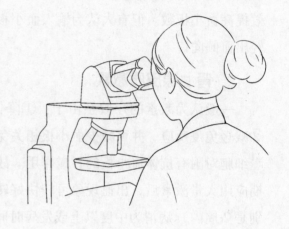

### 脾切除疗法

脾切除对慢性特发性血小板减少性紫癜的缓解率为 70%～75%。但应严格掌握手术指征，尽可能推迟切脾时间。

## ★ 食疗

### 地榆胶衣蜜饮

地榆 50 克，阿胶 10 克，花生衣、蜂蜜各 30 克。将地榆切片，焙炒成炭，与花生衣一同放入砂锅，加清水适量，浸泡片刻，水煎取汁，纳入蜂蜜、阿胶烊化饮服，每日 1 剂。可清热凉血，适用于血小板减少性紫癜，皮肤出现瘀点或瘀斑，斑色鲜红，伴鼻出血，或牙龈出血、呕血、尿血、便血，或伴有心烦、口渴、小便短黄、大便秘结，或有发热，或见腹痛等。

### 阿胶葛根藕粉羹

阿胶 15 克，葛根粉 30 克，藕粉 60 克。将阿胶敲碎，放入锅中，加水适量，煮沸烊化，加葛根粉，拌和均匀，继续煨煮至沸，调入用冷水拌匀的藕粉,边加热边搅拌至形成羹状即成,每日1剂。可养阴清热,适用于血小板减少性紫癜,紫癜较多,颜色鲜红,散在分布,病程较长,时发时止,常有鼻出血、牙龈出血,或伴有午后潮热、手足心热、心烦不宁、口干口渴、心慌盗汗、头晕耳鸣、神疲乏力等。

### 连衣花生阿胶红枣饮

连衣花生30克,红枣15枚,阿胶10克。将连衣花生择净,与红枣同入砂锅,加水适量,大火煮沸,改用小文煨煮1小时。阿胶洗净,入另锅,加水煮沸,待阿胶完全烊化,调入煨煮连衣花生的砂锅中,拌匀,煨煮至花生熟烂即成,每日1剂。可健脾益气、养血摄血,适用于血小板减少性紫癜,紫癜反复发作,久病不愈,瘀斑颜色淡紫,常有鼻出血、牙龈出血、面色苍白、口唇色淡、神疲乏力、饮食不香等。

### 三七炖鸡

三七15克,阿胶10克,母鸡肉150克,调味品适量。将三七切成薄片,母鸡肉切块,与姜片、葱段同入锅中,加水适量。大火煮沸,改小火炖至鸡肉熟烂,加入精盐等调味品,再炖一二沸即成,每日1剂。可活血化瘀,适用于血小板减少性紫癜,瘀斑色紫深黯,面色黧黑,妇女月经量多,色紫有血块,头发枯黄无光泽,或伴有胸闷胁痛、下腹部胀痛、妇女痛经等。

### 大枣花生猪蹄

大枣40枚,猪蹄1000克,花生仁100克,调味品适量。先将大枣、花生仁洗净,浸润;另将猪蹄洗净,煮至四成熟捞出,用酱油拌匀,锅内放油烧至八成熟,将猪蹄炸至金黄捞出,放于砂锅内,注入清水,同时放入大枣和花生米及黄酒、葱、姜、花椒、盐等,武火烧沸后,转文火炖烂即成,每日1剂。可养血健脾,适用于贫血、血小板减少性紫癜、白细胞减少症、产后缺乳等。

### 鳖甲炖鸭

白鸭1只,鳖甲50克,生地30克,牡丹皮12克,调味品适量。将鸭去毛杂、洗净，纳入诸药于鸭腹中，加清水适量炖至鸭肉烂熟后，去诸药，加入食盐、味精调味，食肉饮汤，每周2剂。可滋阴清热、宁络止血，适用于血小板减少性紫癜伴心烦、口渴、手足心热等。

### 猪皮冻

猪皮500克，白茅根25克（布包），冰糖适量。将猪皮切碎，加入煎好的白茅根水中炖至黏稠，再入冰糖拌匀，分4~5次食用，每日1次，连服数剂。本方清营解毒，适用于热毒郁营所致的血小板减少性紫癜。

### 核桃芝麻羹

核桃肉1000克，驴皮胶210克，黑芝麻500克，黄酒、冰糖适量。把黑芝麻炒熟捣碎，加入核桃肉。驴皮胶用湿水烊化，加入黄酒、冰糖，隔水蒸1小时，加芝麻核桃，蒸2小时。每次半小碗，每天2次。可健脾益气、滋补肝肾；对血小板减少性紫癜有疗效。

### 小蓟红米粥

小蓟15克，红糯米50克。小蓟煎汤取汁，用药汁煮红糯米，粥熟加红糖。一次吃完。可解毒消痈、凉血止血；对血小板减少性紫癜有疗效。

### 健脾养血汤

桂圆肉15克，淮山30克，花生米30粒，大枣11个（去核）。把配料同入锅中，加水煮到花生米熟透，加调料。吃渣喝汤，每天1次。可补脾益胃、养血止血；对血小板减少性紫癜、贫血、慢性肝炎均有疗效。

# 血友病

　　血友病是一组遗传性出血性疾病，它是由于血液中某些凝血因子的缺乏而导致的严重凝血功能障碍。血友病患者绝大部分为男性，典型患者常自幼年发病，自发或轻度外伤后出现凝血功能障碍，出血不能自发停止；从而在外伤、手术时常出血不止，严重者在较剧烈活动后也可自发性出血。

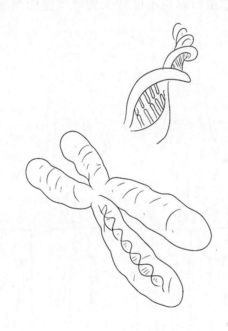

## 自查

### ★ 病因

　　血友病是一组先天性凝血因子缺乏所致出血性疾病。先天性因子Ⅷ缺乏症（又称血友病A、血友病甲）为典型的性联隐性遗传，由女性传递，男性发病，控制因子Ⅷ凝血成分合成的基因位于 X 染色体。患病男性与正常女性婚配，子女中男性均正常，女性为传递者；正常男性与女性传递者婚配，子女中男性半数为患者，女性半数为传递者；男性患者与女性传递者婚配，所生男孩半数有血友病，所生女孩半数为血友病，半数为传递者。约30%无家族史，其发病可能因基因突变所致。

因子Ⅸ缺乏的遗传方式与血友病 A 相同，但女性传递者中，因子Ⅸ水平较低，有出血倾向。因子Ⅺ缺乏出血症状较血友病 A、血友病 B 轻，因子Ⅷ、因子Ⅸ和因子Ⅺ缺乏均可导致血液凝血活酶形成发生障碍，凝血酶原不能转变为凝血酶，纤维蛋白原也不能转变为纤维蛋白而易发生出血。

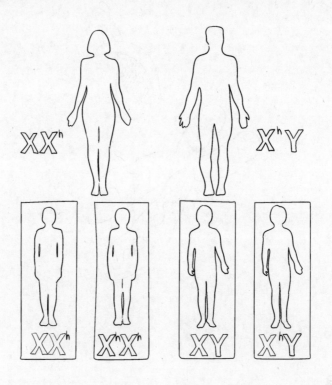

## ★ 临床表现

### 🩸 出血

为本病主要的表现。终身有轻微损伤或手术后长时间出血的倾向。出血的程度与患者血浆中因子（F）Ⅷ活性水平有关。根据出血轻重与血浆中凝血因子活性的水平，将血友病 A 分为 4 型。

▲重型

血浆中 FⅧ活性小于 1%，常在 2 岁以前就出血，甚至结扎脐带时出血不止。患者出血部位多且严重，常有皮下、肌肉及关节等部位的反复出血，关节内血肿畸形多见。

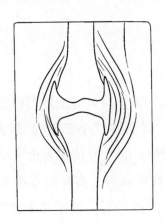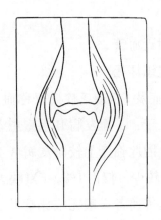

▲中间型

FⅧ活性为 1%~5%，起病在童年时期以后，以皮下及肌肉出血居多，亦有关节出血，但反复次数较少，严重程度也轻于重型。

▲轻型

FⅧ活性为 5%~25%，出血多在青年期，由于运动、拔牙或外科手术后出血不止而被发现，出血轻微，可以正常生活、参加运动，偶尔发生关节血肿。

▲亚临床型

只有大手术后才发生出血，实验室检查可以证实为本病，FⅧ活性为
25%～40%。

一般而言，凡出血症状出现越早，病情越重，随年龄的增长，出血症状
可逐渐减轻，有时可出现无出血症状的缓解期。出血可在创伤后数小时或数
天后发生，也可在创伤或手术后即渗血不止。

### 🕐 出血所导致的压迫症状及并发症

▲周围神经受累

患者有麻木、剧痛、肌肉萎缩。

▲上呼吸道梗阻

口腔底部、喉、舌、扁桃体、咽后壁或颈部的严重出血甚为危险，可引
起窒息。

▲压迫附近血管

可发生组织坏死。

FⅧ缺乏症及FⅨ缺乏症（又称血友病B）皆具有上述类似的典型出血症
状。不同点在于：①血友病B重型患者（FⅨ活性小于2%）较血友病A少，
而轻型较多，因此临床上较血友病A为轻；②女性传递者也可出血；③发生
抗FⅨ抗体者较少，仅占1%。FⅪ缺乏症症状轻，有时仅在手术、拔牙或损
伤后出血；其传递者一般无临床症状，但拔牙后，较正常人容易出血；FⅪ
缺乏症常合并其他先天性凝血因子异常，如合并FⅤ缺乏症、FⅦ缺乏症。

## ★ 诊断方法

根据病史、家族史和实验室检查典型病例诊断并不困难。相关的凝血因
子活性测定具有诊断意义。一些轻型病例或亚临床型病例由于无明显出血病
史容易漏诊，常在外伤、拔牙和手术后出现异常出血而得到诊断。

## 诊断标准

▲多为男性患者（女性纯合子极少见），有或无家族史，有家族史者符合 X 性联隐性遗传规律。

▲关节肌肉、深部组织出血，有或无活动过久、用力创伤或手术后异常出血史，严重者可见关节畸形。

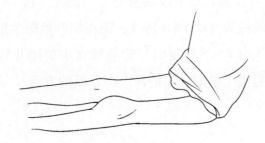

▲实验室检查结果阳性。

## 基因诊断

确定致病基因，用于检出携带者和产前诊断，并可预测抑制物的产生。

▲直接基因诊断

采用分子生物学方法（聚合酶链反应、变性梯度凝胶电泳、单链构象多态性、DNA 测序等）直接测定致病基因的缺陷。FⅧ22 内含子倒位分析可作为重型血友病 A 的筛选试验，也是目前唯一用于临床诊断的直接基因检测方法。FⅧ22 内含子倒位和其他一些基因突变常伴有抑制物产生，因此有助于预测抑制物的产生。

▲间接基因诊断

利用致病基因内外的限制性片段长度多态性（RFLP）作为特异分子遗传标志物，通过家系成员间的连锁关系确定血友病基因的遗传情况，进行 DNA 多态性分析的遗传学诊断（限制性片段长度多态性、变数串联重复、微卫星 DNA 等方法），可使诊断率达 99%。限制性片段长度多态性分析的局限性：必须具有先证者的标本；母亲系该多态位点的杂合子，联合多个限制性片段长度多态性才可诊断。

▲产前诊断

对高危胎儿可在妊娠 9~12 周通过绒毛膜活检，妊娠 12~16 周进行羊水穿刺，还可在胚胎植入前通过早期胚胎（8 个细胞时）获取胎儿 DNA，通过 DNA 基因型和遗传表型确定胎儿性别，以及进一步判断是否为血友病或携带者。妊娠 18~20 周可在胎儿镜下取脐静脉血，测定 FⅧ：C 和 FⅧ：Ag。上述方法都存在流产的危险（0.5%~1%），需在妇产科医生的指导与配合下进行。利用流式细胞术（FACS）测定母体静脉血中的胎儿特异性单克隆抗体以确定胎儿性别，提供了早期、无创性产前诊断的方法。

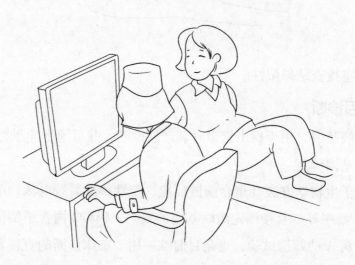

# 自防

## ★ 预防方法

### 预防

▲避免对患者进行静脉注射及肌内注射。

▲因本病属一种遗传性疾病，故要使患者本人及家属懂得优生优育的道理。若产前羊膜穿刺确诊为血友病，应终止妊娠，以降低血友病的出生率。

▲调情志

因精神刺激可诱发出血。

▲一旦由外伤或其他原因引起出血，要及时处置，这样引起的并发症、后遗症都较轻。

▲若需手术，必须在手术前按血浆 FⅧ：C 水平及手术大小、部位把Ⅷ因子（或Ⅸ因子）提高到可以进行替代治疗的水平。

▲禁服使血小板聚集受抑制的药物，如阿司匹林、保泰松、双嘧达莫（潘生丁）和前列腺素 E 等。

## 其他注意事项

深部组织内血肿可压迫附近血管引起组织坏死，压迫神经可出现肢体或局部疼痛、麻木及肌肉萎缩，压迫血管可致相应供血部位缺血性坏死或瘀血、水肿。口腔底部、咽后壁、喉及颈部出血可致呼吸困难甚至窒息。患者可因反复关节腔出血致使血液不能完全吸收，形成慢性炎症，滑膜增厚、纤维化，软骨变性及坏死，最终关节僵硬、畸形变，周围肌肉萎缩，导致正常

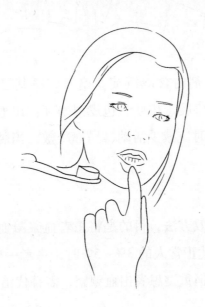

活动受限。

# 自养

## ★ 治疗方法

### 🌀 局部止血治疗

伤口小者局部加压 5 分钟以上；伤口大者，用纱布或棉球蘸正常人血浆或凝血酶、肾上腺素等敷于伤口，加压包扎。

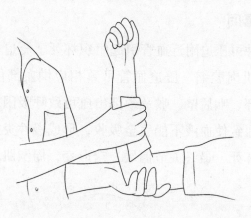

国外有人配制止血剂内含冷沉淀 5 毫升、氨基己酸 750 毫克、凝血酶 50U 于生理盐水中，当口腔、皮肤、包皮损伤部位出血时，可外用止血，疗效较好。关节腔内出血时应减少活动，局部冷敷，当肿胀不再继续加重时改为热敷。

### 🌀 替代疗法

是治疗血友病的有效方法，目的是将患者血浆凝血因子水平提高到止血水平。当 FⅧ：C 水平达正常人的 3%~5% 时，患者一般不会有自发性出血，外伤或手术时才出血；但重型患者出血频繁，需替代治疗。

▲输血浆

为轻型血友病 A、血友病 B 的首选治疗方法。但由于用量过多易致血容量过大，其应用受到限制。

▲冷沉淀物

（−20℃）冷沉淀制剂中，每袋含因子Ⅷ的活性平均为 100U，可使体内因子Ⅷ的血浆浓度提高到正常的 50% 以上。具有效力大而容量小的优点。室温下放置 1 小时，活性丧失 50%，冷冻干燥存于−20℃以下可保存 25 天以上。适用于轻型和中型患者。

▲因子Ⅷ、因子Ⅸ浓缩剂

为冻干制品，每单位因子Ⅷ、因子Ⅸ活性相当于 1 毫升正常人新鲜血浆内平均的活性。每瓶内含 200U，每千克体重注入 1U 的因子Ⅷ，可使体内因子Ⅷ的活性升高 2%，但注入每 1U 因子Ⅸ仅提高活性 0.5%~1%。因子Ⅷ及因子Ⅸ在循环中的半衰期短，必须每 12 小时补充 1 次，以维持较高因子水平，控制出血。

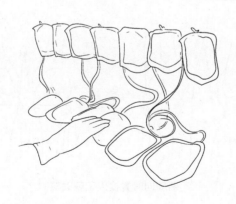

▲凝血酶原复合物（PPSB）

每瓶 200U，相当于 200 毫升血浆中含有的因子Ⅸ，适用于血友病 B。

▲重组 FⅧ的替代治疗

优点是不受病毒污染，药代动力学试验表明其与血浆 FⅧ的生物半衰期极其相似，从 1987 年始，已试用于临床，与血浆 FⅧ作用相同，亦无明显的毒副作用。

### 药物治疗

疗效低于凝血因子替代治疗，如使用去氨加压素、达那唑以及糖皮质激素改善血管通透性等。

### 家庭治疗

血友病患者的家庭治疗在国外已广泛应用。血友病患者及其家属应接受相关疾病的病理、生理、诊断及治疗知识的教育，家庭治疗最初应在专业医生的指导下进行。除传授注射技术外，还包括血液病学、矫形外科、精神、心理学以及艾滋病、病毒性肝炎的预防知识等。

### 外科治疗

有关节出血者应在替代治疗的同时，进行固定及理疗等处理。对反复关节出血而致关节强直及畸形的患者，可在补充足量凝血因子的前提下，行关节成形或人工关节置换术。

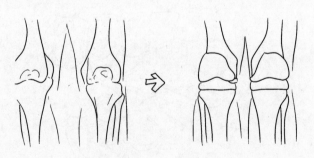

两膝同时置换人工膝关节

### 其他治疗

如通过不同的基因疗法，使患者体内表达足量的凝血因子等，目前这些方法尚处于临床试验阶段，还没有完全用于临床。

## ★ 食疗

### 血友病患者最好不要吃哪些食物?

▲高脂肪食物因其会导致消化不良,故肥肉、全脂牛奶、蛋黄、动物内脏应忌食。

▲辛辣、刺激性食物可刺激神经兴奋,易使血管破裂,导致内脏及皮下出血,故应忌食。

▲油炸食物因其不利于消化且易加重胃肠负担,对少数患者还可引起胃肠出血,故应忌食。

▲易导致出血的食物如鲴鱼、山楂、向日葵子等,应忌食。

▲富含纤维的食物如菠菜、韭菜等,食后会加重胃肠负担,易引起腹泻,故应忌食。

### 血友病患者吃哪些食物对身体好?

▲保肝(促进因子生成)的食物

动物肝脏、胎盘、富含维生素 C、维生素 E 及 β 胡萝卜素的果蔬,如南瓜、甘薯、马铃薯、柿子椒、海藻类、豆类蔬菜、猕猴桃、鳄梨、草莓等。

▲提高免疫功能的食物

奶制品、蛋、瘦肉、豆制品、蘑菇、甘草、卷心菜、圆白菜等。

▲高钙(促进凝血、预防骨质疏松及关节畸形)的食物

奶制品、软骨等。

▲高胶原蛋白(强筋、促进关节修复)的食物

蹄筋、肌腱、猪皮等。

▲止血饮食(滋阴养血、健脾益气、凉血止血)

红枣、绿豆、花生米、西洋参、犀角粉、龙眼肉、百合、龟肉、荔枝、鲜茅根、鲜藕、白木耳、藕节汤等。

### 🍲药膳

▲生花生米

生花生米（连衣）60克。每日分3次嚼食。可凉血止血。适用于血热妄行之出血。

▲藕节汤

藕节30克，柿饼30克，荠菜花15克，蜂蜜10克。藕节、柿饼、荠菜花加水800毫升煮沸20分钟，取汁，加蜂蜜。每日1剂。可凉血止血。适用于血热妄行之出血。

▲红枣猪肉汤

红枣30克，鲜猪皮100克。上两样加水800毫升，煮至稀烂。每日分两次服食。可补气养血。适用于气血亏虚之出血。

# 粒细胞缺乏症

外周血正常白细胞计数是（4~10）×$10^9$/升，其中中性粒细胞占60%~75%。中性粒细胞减少症是指外周血中性粒细胞绝对值计数（白细胞总数×中性粒细胞百分比）小于10岁儿童低于1.5×$10^9$/升，10~14岁儿童低于1.8×$10^9$/升，成人低于2.0×$10^9$/升。当中性粒细胞严重减少时（低于0.5×$10^9$/升）称为粒细胞缺乏症。

## 自查

### ★ 病因

造成粒细胞缺乏症的病因有很多，可继发于药物反应、化学药物中毒、电离辐射、感染或免疫性疾病，亦可原因不明，但最常见的病因是药物反应。根据各种原因作用部位的不同分为以下三个方面。

#### 作用于骨髓

▲骨髓损伤

（1）药物

最常见的病因，包括细胞毒性和非细胞毒性药物。药物抑制或干扰粒细胞核酸合成，影响细胞代谢，阻碍细胞分裂。药物直接的毒性作用造成粒细胞减少，与药物剂量相关。其他多类药物亦可有直接的细胞毒性或通过免疫机制使粒细胞生成减少。

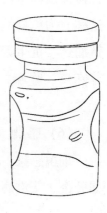

（2）放射线

X线、γ线和中子能直接损伤造血干细胞和骨髓微环境，造成急性或慢性放射损害，出现粒细胞减少。

（3）化学物质

如苯、双对氯苯基三氯乙烷（DDT）、二硝基苯酚、砷酸、一氧化氮等对造血干细胞有毒性作用。

（4）某些先天性和遗传性中性粒细胞缺乏症

如 Kostmann 综合征、伴先天性白细胞缺乏的网状发育不全、伴粒细胞生成异常的中性粒细胞减少等。

（5）免疫因素

自身免疫性粒细胞减少是自身抗体、T 淋巴细胞或自然杀伤细胞作用于粒系分化的不同阶段，致骨髓损伤，阻碍粒细胞生成。常见于风湿病和自身免疫性疾病。某些药物为半抗原，进入敏感者体内，与粒细胞膜蛋白结合或与血浆蛋白结

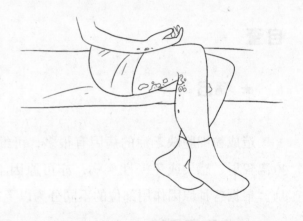

合成全抗原，吸附于粒细胞表面。这些全抗原刺激机体产生相应的抗粒细胞抗体免疫球蛋白 G 或免疫球蛋白 M。当重复用药时引起粒细胞凝集和破坏。这称之为免疫性药物性粒细胞缺乏症。有部分患者对某些药物（磺胺、解热镇痛药、抗生素等）产生过敏反应，除导致粒细胞减少外，还常伴有皮疹、荨麻疹、哮喘、水肿等过敏表现。引起免疫性粒细胞减少者与用药剂量无关。

（6）感染

细菌感染，如伤寒、副伤寒、布氏杆菌病、粟粒性结核等；病毒感染，如肝炎、艾滋病等。

（7）血液病

再生障碍性贫血、白血病、淋巴瘤、骨髓纤维化等。

▲成熟障碍

（1）获得性

无效造血如叶酸和维生素 $B_{12}$ 缺乏，影响 DNA 合成。骨髓造血活跃，但细胞成熟停滞而破坏于骨髓内。

（2）恶性和其他克隆性疾病

某些先天性粒细胞缺乏症和急性非淋巴细胞白血病、骨髓增生异常综合征、阵发性睡眠性血红蛋白尿症也存在着成熟障碍，而致粒细胞减少。

## 作用于外周血

▲中性粒细胞外循环池转换至边缘池（即假性中性粒细胞减少）

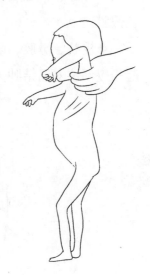

进入血管内的中性粒细胞仅 1/2 在循环池内，即随血流循环，另外 1/2 的中性粒细胞紧贴于毛细血管和毛细血管后小静脉的内皮细胞（边缘池），不随血流循环，故不能在白细胞计数时被检测到。循环池与边缘池之间的粒细胞可相互转换，如边缘池内粒细胞量相对大量增加时可造成假性粒细胞减少，此时粒细胞的生成和利用均正常。

（1）遗传性良性假性中性粒细胞减少症。

（2）获得性，如严重的细菌感染、恶性营养不良病、疟疾等。

▲血管内扣留

如由补体介导的白细胞凝集素所致的肺内扣留、脾功能亢进所致的脾内扣留等。

## 作用于血管外

▲利用增多

如严重的细菌、真菌、病毒感染等。

▲破坏过多

如脾功能亢进。

## ★ 临床表现

◆粒细胞缺乏症发病前，多数患者有某种药物接触史。起病急骤，可表现为高热、寒战、头痛、极度衰弱、全身不适。

◆由于粒细胞极度缺乏，机体抵抗力明显下降，感染成为主要合并症。

◆牙龈、口腔黏膜、软腭、咽峡部发生坏死性溃疡，常覆盖灰黄或淡绿色假膜。

◆皮肤、鼻腔、阴道、子宫、直肠、肛门均可出现炎症。局部感染常引起相应部位淋巴结肿大。

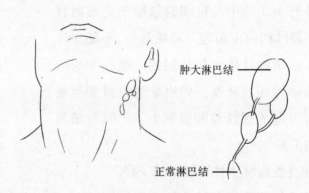

肿大淋巴结

正常淋巴结

◆肺部的严重感染引起咳嗽、呼吸困难、发绀。发生败血症时可伴肝损害。

◆出现肝大、黄疸。

◆严重者可伴中毒性脑病或中枢神经系统感染，出现头痛、恶心、呕吐、意识障碍，甚至昏迷。

◆药物过敏者可发生剥脱性皮炎。

# 自防

## ★ 预防方法

### 预防

▲对可能引起本病的药物，应严格掌握用药指征，不可滥用。

▲对长期接触放射性物质、X线及某些化学物质人员，应注意做好防护工作，并应定期检查血象。

▲居室保持空气流通新鲜，避风寒，防感冒。

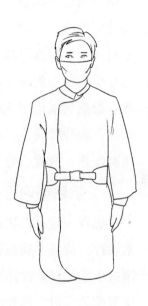

# 自养

## ★ 治疗方法

继发性粒细胞减少者应积极治疗基础疾病，中止可疑药物或毒物接触。根据不同的病理机制选用治疗方法。

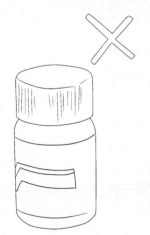

### 药物治疗

碳酸锂可增加粒细胞的生成，但对慢性骨髓衰竭者无效。成人剂量300毫克，一日3次口服，见效后减量为200毫克，一日2次维持2~4周。副作用可有震颤、胃部不适、腹泻、瘙痒、水肿等，停药即可消失。肾脏病者慎用。肾上腺皮质激素或硫唑嘌呤对免疫性粒细胞减少者有效。长期随访血象稳定又无感染者一般不需服药。

## 基因重组

人粒系生长因子粒细胞-巨噬细胞集落刺激因子和粒细胞集落刺激因子可诱导造血干细胞进入增殖周期，促进粒细胞增生、分化成熟、由骨髓释放至外周血液，并能增强粒细胞的趋化、吞噬和杀菌活性。粒细胞集落刺激因子对周期性粒细胞减少和严重的先天性粒细胞缺乏儿童效果较好，它能加速化疗引起白细胞减少的恢复，亦可用于预防强烈化疗引起的白细胞减少和发热。根据病情选用50微克/平方米皮下注射，每日1次，或100~300微克/天皮下或静脉滴注。待白细胞回升后酌情减量或停药。集落刺激因子的副作用有发热、寒战、骨关节痛等。

## 抗感染治疗

患者一旦有发热即应做血、尿和其他有关的培养，并立即给予广谱抗生素治疗。待证实病原体后再改用针对性的制剂。如未能证实病原体则给予广谱抗生素的经验性治疗，必须给足疗程，并应注意防治二重感染，如真菌、厌氧菌等。对急性粒细胞缺乏症者必须给予严格的消毒隔离保护，最宜于置入空气净化的无菌室内，加强皮肤、口腔护理，以防交叉感染。粒细胞缺乏症者的抗感染治疗常为抢救成功与否的关键。

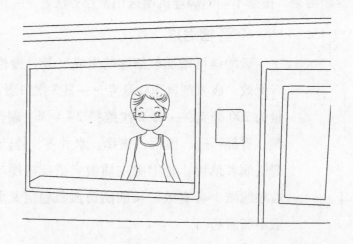

### 其他

输注浓集的粒细胞悬液曾试用于伴发严重感染者，但因受者体内迅速产生粒细胞抗体而难以奏效，现已少用。在骨髓衰竭为粒细胞缺乏的原发病因，并排除了免疫介导所致的症状严重者可考虑异基因造血干细胞移植治疗。

## ★ 食疗

### 粒细胞缺乏症患者最好不要吃哪些食物？

▲忌偏食：偏食可引起某些营养成分的不足。

▲忌烟、酒及辛辣、刺激性食物。

### 粒细胞缺乏症患者吃哪些食物对身体好？

▲羊肉

为温补性食物，能益气补虚，有补益强壮作用。元代医家李杲曾说："羊肉，甘热，能补血之虚。"尤其是白细胞减少症兼有阳虚怕冷者，食之尤宜。

▲狗肉

能补中益气，温肾助阳。唐代食医孟诜认为狗肉"补血脉，填精髓"。白细胞减少症可属中医"虚劳"范畴，狗肉有补脾气、益肾气的作用，因此，对白细胞减少之人兼有脾肾两虚、无力腿软、四肢欠温者，食之最宜。

### 药膳

▲黑木耳红枣粥

黑木耳30克，红枣20克，粳米。黑木耳水发后撕成小块，红枣沸水泡洗后去核切丁，加白糖渍20分钟，木耳与粳米同煮成粥，调入枣丁、红糖，再煮20分钟，作早晚餐或点心服用。

▲紫河车粥

鲜紫河车半个，瘦猪肉 250 克，生姜 10 片，糯米 100 克。将胎盘的筋膜血管挑开，去瘀血后与瘦猪肉洗净切块，生姜切丝，与粳米同煮为粥，粥熟后加葱、盐等少许调味品。每周服食 2~3 次，连服 20 次。

▲枸杞羊骨粥

枸杞子 50 克，羊骨头 500 克，黑豆 3 把，大枣 10 枚，粳米 50 克。将羊骨敲碎，与枸杞、黑豆、大枣、粳米同入砂锅内加水煮粥，调味服食。隔日 1 次，可长期服。

▲首芪鸡

生黄芪 120 克，熟附子 30 克，首草根 20 克，清炖 500 克左右母鸡一只，食肉喝汤，10 天一次，适于气血两虚的白细胞减少。若偏阳虚不去附子，改母鸡为羊肉；偏阴虚去熟附子，母鸡改为甲鱼，多食易消化，具有补益心脾肝肾、益气养血作用，忌食辛辣、煎炒等食物，戒烟酒。

▲牛肉补损膏

黄牛肉（去筋膜切片）100 克，洗净，置高压锅内，加黄酒适量，密封，文火煮烂。山药（盐炒）、莲子肉（去心盐炒）、芡实仁、小茴香（炒）各 250 克，共研细末。红枣 250 克，煮熟去皮核，最后将上述三者放在一个容器内，搅拌均匀，如膏状，再在饭锅上蒸一次，即可服用。每日早晨、下午可当点心服食，每次 3~5 匙，可健脾益气。适用于脾气不足型白细胞减少症。

▲黄芪母鸡汤

生黄芪，鸡血藤 30 克，大母鸡 1 只（乌骨、乌肉、白毛者佳）。将 1 只健康母鸡杀死，取其血与黄芪、鸡血藤二药和匀，并将其塞入去净鸡毛及鸡肋（留心、肝、肺及洗净的鸡内金）的鸡腹腔内后缝合腹壁，以水适量，不加任何佐料，文火煮肉熟，食肉喝汤，每隔 3~4 日吃 1 只。

# 多发性骨髓瘤

　　多发性骨髓瘤是一种浆细胞异常增生，致使侵犯骨髓的恶性肿瘤，为发生于 B 淋巴细胞的恶性浆细胞病。好发于中老年人，但近年有发病率增高及发病年龄提前的趋势。本病误诊率很高，患者可因发热、尿改变、腰腿痛被误诊为呼吸系统感染、肾炎、骨病而延误病情。在诊治中应予以足够重视。

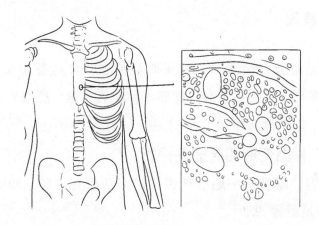

## 自查

### ★ 病因

　　多发性骨髓瘤的病因迄今尚未明确。临床观察、流行病学调查和动物实验提示，电离辐射、慢性抗原刺激、遗传因素、病毒感染、基因突变等可能与多发性骨髓瘤的发病有关。

　　◆电离辐射可诱发本病，其潜伏期较长，有时长达 15 年以上。

　　◆化学物质如石棉、砷、杀虫剂、石油化学产品、塑料及橡胶类的长期接触可能诱发本病，但此类报告大都比较零散，尚缺乏足够令人信服的证据。

◆临床观察到患有慢性骨髓炎、胆囊炎、脓皮病等慢性炎症的患者较易发生多发性骨髓瘤。

◆多发性骨髓瘤在某些种族（如黑色人种）的发病率高于其他种族，居住在同一地区的不同种族的发病率也有不同，某些家族的发病率显著高于正常人群，这些均提示多发性骨髓瘤的发病可能与遗传因素有关。

## ★ 临床表现

多发性骨髓瘤起病徐缓，早期无明显症状，容易被误诊。临床表现多样，主要有贫血、骨痛、肾功能不全、感染、出血、神经症状、高钙血症、淀粉样变等。

### 骨痛、骨骼变形和病理性骨折

骨髓瘤细胞分泌破骨细胞活性因子而激活破骨细胞，使骨质溶解、破坏，骨骼疼痛是最常见的症状，多为腰骶、胸骨、肋骨疼痛。由于瘤细胞对骨质破坏，引起病理性骨折，可同时存在多处骨折。

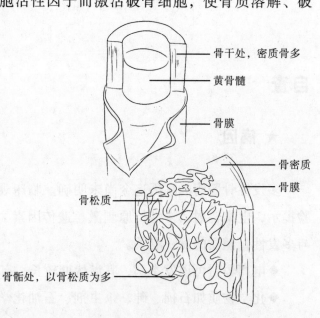

骨干处，密质骨多

黄骨髓

骨膜

骨密质

骨膜

骨松质

骨骺处，以骨松质为多

### 贫血和出血

贫血较常见，为首发症状，早期贫血轻，后期贫血严重。晚期可出现血小板减少，引起出血症状。皮肤黏膜出血较多见，严重者可见内脏及颅内出血。

### 🌀 肝、脾、淋巴结和肾脏病变

肝、脾大，颈部淋巴结肿大，骨髓瘤肾。器官肿大或者异常肿物需要考虑髓外浆细胞瘤或者淀粉样变。

### 🌀 神经系统症状

神经系统髓外浆细胞瘤可出现肢体瘫痪、嗜睡、昏迷、复视、失明、视力减退。

### 🌀 感染

细菌感染多见，亦可见真菌、病毒感染，最常见为细菌性肺炎、泌尿系感染、败血症，带状疱疹也容易发生，尤其是治疗后免疫功能低下的患者。

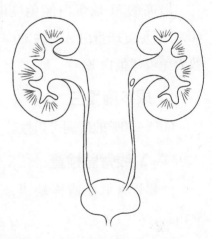

### 🌀 肾功能损害

50%~70%患者尿检有蛋白、红细胞、白细胞、管型，出现慢性肾衰竭、高磷酸血症、高钙血症、高尿酸血症，可形成尿酸结石。

### 🌀 高黏滞综合征

可发生头晕、眼花、视力障碍，并可突发晕厥、意识障碍。

### 🌀 淀粉样变

常发生于舌、皮肤、心脏、胃肠道等部位。

## ★ 诊断方法

临床以骨痛、病理性骨折、贫血、出血倾向、肾功能损害、反复感染和免疫球蛋白异常为特征。该病好发年龄为40岁以上，男性多于女性。诊断标准主要有以下几种。

### 有典型的临床表现

### 出现 M 蛋白

在血清蛋白电泳上表现的是一窄底高峰，在免疫电泳上表现的是异常沉淀弧以及两种轻链的不平衡。

### 免疫电泳

增高的 M 球蛋白经免疫电泳分析，大多为免疫球蛋白 G（占 50%~60%）、免疫球蛋白 A（占 20%~25%），其他为免疫球蛋白 D、轻链，极少数为免疫球蛋白 E。

### 尿本周蛋白

60%~70%的病例可阳性。

### X 线骨骼检查

受累骨骼示穿凿样缺损，以颅骨为典型。也可见弥漫性骨质疏松及脱钙。

### 骨髓象

骨髓瘤细胞占有核细胞的 10%以上。因骨髓内病灶分布不均，故一次阴性不能排除本病。

# 自防

## ★ 预防方法

本病的发生与环境、饮食等因素有关。故预防本病发生，增强患者的体质、积极治疗慢性疾患、避免射线及化学毒物的接触，对于疾病的防治具有重要的意义。

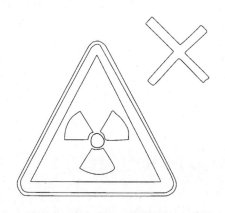

首先应避免与致癌因素接触，若有接触史或症状可疑者，应定期体检，争取早期发现、及时治疗。

患者宜经常参加适当的活动，以减少脱钙。

注意个人卫生，防止感染，尤其要注意口腔黏膜和皮肤的清洁，防止感冒。

中医方法宜注意调理情志，防止七情太过，从而保持气血和畅、阴阳平衡，预防疾病的发生。

注意锻炼身体，顺四时而调形体，可采取气功、太极拳等方法，以增强体质，预防疾病发生，或配合本病治疗。

宜起居有常、劳逸有度、适寒温、避虚邪，尤宜节房事，以防肾精暗耗。

宜禁烟酒，注意饮食调养，忌暴饮暴食、饮食偏嗜，避免辛辣肥甘厚味之品。

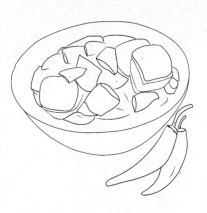

# 自养

## ★ 治疗方法

### 一般治疗

▲血红蛋白低于 60 克/升，输注红细胞。

▲高钙血症

等渗盐水水化，泼尼松；降钙素，双膦酸盐药物，治疗原发病。

▲高尿酸血症

水化，别嘌呤醇口服。

▲高黏滞血症

治疗原发病，必要时临时性血浆交换。

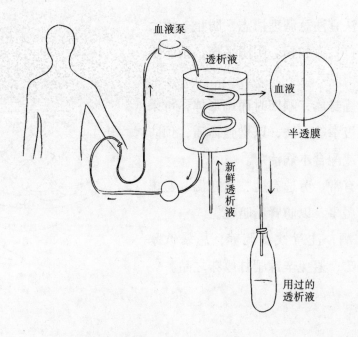

▲肾衰竭

治疗原发病，必要时血液透析。

▲感染

联合应用抗生素治疗，对反复感染的患者，定期预防性注射丙种球蛋白有效。

### 化疗

▲适合做自体移植的患者，采用不含有马法兰的联合治疗方案，常用药物包括万珂（硼替佐米）、地塞米松、沙利度胺、来那度胺等。

▲不合适做自体移植的患者，采用含有马法兰的联合治疗方案，常用药物包括万珂、地塞米松、沙利度胺、来那度胺、马法兰等。

### 造血干细胞移植

所有有条件的患者均推荐进行自体造血干细胞移植，部分高危的年轻患者可以酌情考虑异体造血干细胞移植。

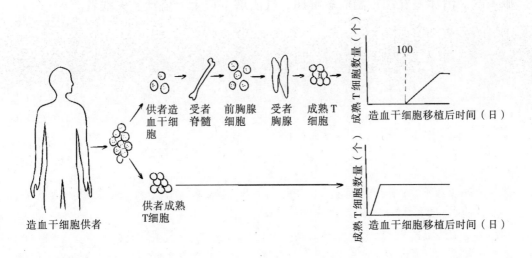

### 放疗

用于局限性骨髓瘤、局部骨痛及有脊髓压迫症状者。

## ★ 食疗

饮食宜清淡，选用抑制骨髓过度增生的食品，如海带、紫菜、裙带菜、海蛤、杏仁。对症选用抗血栓、补血、壮骨和减轻脾大的食品。

### 桃花鱼片

青鱼肉适量，桃仁酥10克。鱼肉切丝，共炒熟即可。适用于各型多发性骨髓瘤。

### 山楂甜羹

山楂50克，红花50克。煮羹做点心食。适用于伴有高黏滞血症的多发性骨髓瘤患者。

### 黄芪银耳汤

黄芪9克，银耳12克，加水300毫升，文火煮1小时加冰糖适量，每日服1次。治疗多发性骨髓瘤缓解期、气阴虚、口干、盗汗、失眠者。

# 淋巴瘤

　　淋巴瘤是一组起源于淋巴结或其他淋巴组织的恶性肿瘤，可分为霍奇金病（简称 HD）和非霍奇金淋巴瘤（简称 NHL）两大类，组织学可见淋巴细胞和（或）组织细胞的肿瘤性增生，临床以无痛性淋巴结肿大最为典型，肝脾常增大，晚期有恶病质、发热及贫血。淋巴瘤的细胞形态极其复杂，2008 年 WHO 淋巴瘤新分类中，有 80 个亚型。由于病变部位和范围不尽相同，临床表现很不一致，原发部位可在淋巴结，也可在结外的淋巴组织，如扁桃体、鼻咽部、胃肠道、脾、骨骼或皮肤等。结外组织受累多见于非霍奇金淋巴瘤。

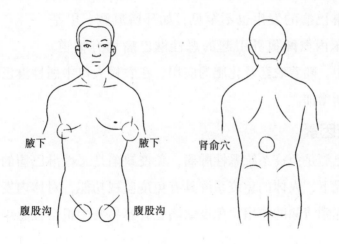

腋下　　　腋下　　　　肾俞穴

腹股沟　　　腹股沟

## 自查

### ★ 病因

　　人类淋巴瘤的发病原因尚不明确。人类只有两种病毒很明确与淋巴瘤有关，即 EB 病毒和人类 T 细胞淋巴瘤/白血病病毒（HTLV-1）。
淋巴瘤的发生也与外界因素有关。

### 物理因素（辐射）

淋巴瘤的发病率不仅与吸收辐射的剂量有关，还与
受辐射时的年龄有关，25 岁以下受辐射的人群，淋巴瘤
的发病率比其他人群高。医用辐射对人类肿瘤的发病影
响越来越受到重视，尤其是大剂量辐射对人类淋巴瘤的
发生有促进作用。

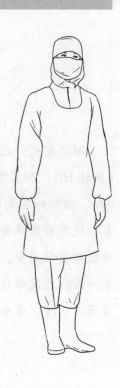

### 环境污染

化学致癌物中的烷化剂、多环芳烃类化合物、芳香
胺类化合物与恶性淋巴瘤的发病有一定的联系。化学药
物引起恶性淋巴瘤的发生也不罕见，如环磷酰胺、甲基
苄肼、左旋苯丙氨酸氮芥引起的恶性淋巴瘤均有报道。
在农业生产中，随着农药及化肥的应用，在农村人口中恶性淋巴瘤的发病率
和死亡率不断增加。

### 免疫因素

恶性淋巴瘤是免疫系统恶性肿瘤，免疫缺陷是恶性淋巴瘤的重要原因之
一。正常情况下，人体的免疫系统具有免疫监视功能，对体内发生突变或癌
变的细胞能起到清除的作用。免疫缺陷患者容易发生机会性感染，特别是病

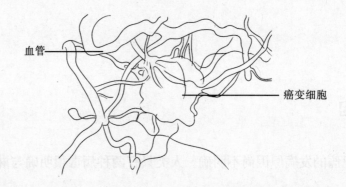

血管

癌变细胞

毒感染。

### 遗传因素

遗传因素与恶性淋巴瘤的病因相关性有许多方面的报道，有时可见明显的家族聚集性，如兄弟姐妹可先后或同时患恶性淋巴瘤。

## ★ 分类

淋巴瘤是一组非均一性疾病，依据其病理学特点分为霍奇金病（HD）和非霍奇金淋巴瘤（NHL）。

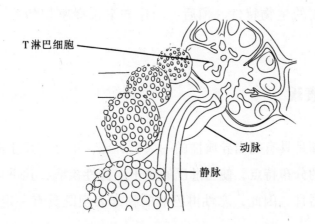

### 霍奇金病

以细胞多样性及肿瘤组织中找到 Reed-Sternberg 细胞为特征。1966 年 Rye 会议将其分为 4 个亚型。以结节硬化型及混合细胞型最为常见，各型并非固定不变，尤以淋巴细胞为主型易向其他各型转化，结节硬化型较为固定。

### 非霍奇金淋巴瘤

其病理分类在 1940 年以前简单地分为三类，即滤泡性淋巴瘤、淋巴肉瘤和网状细胞肉瘤。1966 年 Rappaport 根据淋巴结病变是否有结节性，将其分为结节型与弥漫型。又根据细胞分化程度和细胞成分进一步分类。近来由于对淋巴细胞的成熟过程及各阶段的生理功能的认识日益增多，发现从前分类中的网状细胞或组织细胞，绝大多数是转化中的淋巴细胞。真正的组织细胞淋巴瘤仅占非霍奇金淋巴瘤的 5%。混合型是淋巴细胞转化过程中不同阶段的细胞同时存在。1980 年提出了国际工作分类法（Working Famulation），是根据病理学与疾病的临床表现分成低度、中度及高度恶性。此分类法与治疗反应关系密切，具有实际临床意义。在此基础上，1985 年我国提出成都会议分类法。其与工作分类法相比，类型增加，免疫功能属性更明确，绝大多数病例能归入。近十余年来，WHO 对淋巴瘤进行新的分类，并不断进行完善，其分类与淋巴瘤的生物特性、预后、治疗方案选择密切相关，正在被广泛采用。

### ★ 临床表现

恶性淋巴瘤是具有相当异质性的一大类肿瘤，虽然好发于淋巴结，但是由于淋巴系统的分布特点，使得淋巴瘤属于全身性疾病，几乎可以侵犯到全身任何组织和器官。因此，恶性淋巴瘤的临床表现既具有一定的共同特点，

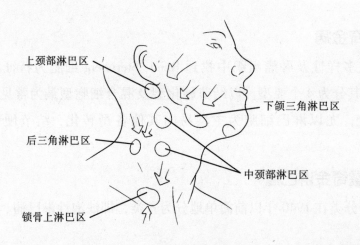

同时按照不同的病理类型、受侵部位和范围又存在着很大的差异。

## 🦠局部表现

▲浅表及深部淋巴结肿大，多为无痛性、表面光滑、活动，扪之质韧、饱满、均匀，早期活动，孤立或散在于颈部、腋下、腹股沟等处，晚期则互相融合，与皮肤粘连，不活动，或形成溃疡。

▲咽淋巴环病变。口咽、舌根、扁桃体和鼻咽部的黏膜和黏膜下具有丰富的淋巴组织，组成咽淋巴环，又称韦氏环，是恶性淋巴瘤的好发部位。

▲胸部 X 线片上有圆形、类圆形或分叶状阴影，病变进展可压迫支气管致肺不张，有时肿瘤中央坏死形成空洞。

▲有的肺部病变表现为弥漫性间质性改变，此时临床症状明显，常有咳嗽、咳痰、气短、呼吸困难，继发感染可有发热。

▲恶性淋巴瘤可侵犯心肌和心包，侵犯心包表现为心包积液，侵犯心肌表现为心肌病变，可有心律不齐、心电图异常等表现。

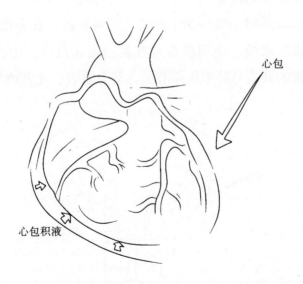

心包

心包积液

▲腹部表现：脾是最常见的膈下受侵部位。

▲胃肠道则是最常见的结外病变部位。肠系膜、腹膜后及髂窝淋巴结等

亦是淋巴瘤常见的侵犯部位。

▲皮肤表现：恶性淋巴瘤可原发或继发侵犯皮肤。

▲骨髓检查：恶性淋巴瘤的骨髓侵犯表现为骨髓受侵或合并白血病，多属疾病晚期表现之一。

▲神经系统表现：如进行性多灶性脑白质病、亚急性坏死性脊髓病、感觉或运动性周围神经病变以及多发性肌病等其他表现。

▲恶性淋巴瘤还可以累及脑、硬脊膜外、睾丸、卵巢、阴道、宫颈、乳腺、甲状腺、肾上腺、眼眶球后组织、喉、骨骼及肌肉软组织等，临床表现复杂多样，应注意鉴别。

## 全身表现

▲全身症状

恶性淋巴瘤在发现淋巴结肿大前或同时可出现发热、瘙痒、盗汗及消瘦等全身症状。

▲免疫、血液系统表现

恶性淋巴瘤诊断时 10%~20% 的患者可有贫血，部分患者可有白细胞、血小板增多，血沉增快，个别患者可有类白血病反应，中性粒细胞明显增多。乳酸脱氢酶的升高与肿瘤负荷有关。部分患者，尤其晚期患者表现为免

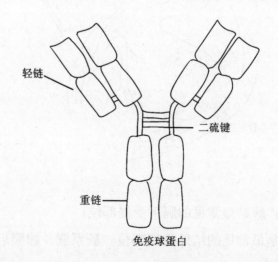

轻链

二硫键

重链

免疫球蛋白

疫功能异常，在 B 细胞非霍奇金淋巴瘤中，部分患者的血清中可以检测到多少不等的单克隆免疫球蛋白。

▲皮肤病变

恶性淋巴瘤患者可有一系列非特异性皮肤表现，皮肤损害呈多形性，包括红斑、水疱、糜烂等，晚期恶性淋巴瘤患者免疫功能低下，皮肤感染常经久破溃、渗液，形成全身性散在的皮肤增厚、脱屑。

## ★ 诊断方法

淋巴瘤的诊断主要依靠临床表现、病理学检查及必要的辅助检查。诊断应包括病理类型及病变范围（分期）。对只有深部病变而无浅表淋巴结肿大者，诊断往往较困难，需要借助于辅助检查，介绍如下。

### 活体组织检查

为确定诊断所不可少的检查方法。一般应选择下颈部或腋部的淋巴结，因颌下及腹股沟部淋巴结常有慢性炎症，影响诊断的准确性。

### 纵隔镜检查

纵隔镜可经胸膜外进入纵隔做活检，比较简便安全。

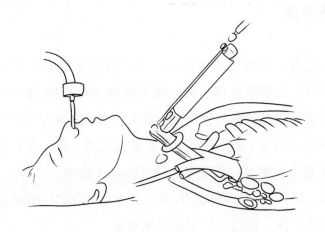

## 下肢淋巴管造影

在腹膜后淋巴瘤的诊断、分期、判断疗效和观察复发方面是一项准确性较高、安全、简单和并发症少的检查技术，且在某些方面优于 CT 和声像图，它能发现正常大小的病变淋巴结内部结构变化。

## CT、磁共振成像和声像图检查

可发现胸内、腹膜后、肠系膜的淋巴结病变及肝脾病变。

## 剖腹检查

可明确脾、肝及腹腔内淋巴结是否受累，为采用放射治疗、确定照射野所必不可少的（病理分期）。如同时做脾切除，还可以避免因脾区放疗对邻近组织器官造成的损伤。

## 骨髓活检

对诊断和查明病期比骨髓涂片阳性率高。凡血清碱性磷酸酶升高，不能解释的贫血、血小板减少、X 线片疑有骨侵犯以及Ⅲ期以上患者均应做骨髓活检。

# 自防

## ★ 预防方法

◆要均衡膳食。正常成人可摄入蛋白质食物总量 150~200 克/日或摄入蛋白质 70 克/日，儿童摄入鱼、肉、蛋等食物 100~150 克/日。摄入碳水化合物、脂肪适量。多吃各种绿色蔬菜，成人进食绿色蔬菜 500 克/日，儿童摄入绿色蔬菜 200~300 克/日。不要经常大量摄入鸡、鸭、鱼、肉、蛋、海鲜、饼干、炒豆（花生、黄豆、蚕豆等）及其他油炸食物。

◆多喝水。成人饮水 1500 毫升/日，儿童饮水 800~1000 毫升/日。特别是夏季，在户外工作、活动，一定要喝足量水。

◆适当运动。每天慢跑半小时或散步、做健身操等 2 小时左右。

◆儿童要养成不挑食、不偏食的习惯，保证营养物质供给，保持人体热量的平衡，减少肿瘤的发生。

◆恶性淋巴瘤患者严格控制蛋白质等高热量食物摄入，多吃绿色蔬菜，有益于控制淋巴瘤的进一步发展。

◆恶性淋巴瘤患者同时要防治淋巴外疾病，如口腔、鼻咽部、甲状腺、胃肠道、骨、肝、胆等器官疾病。

◆不要过度劳累，特别是有胃肠道、骨、肝等疾病者，否则会损伤这些器官。

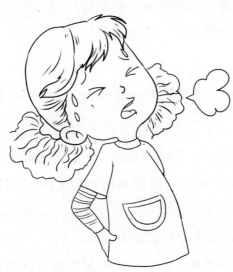

◆患者应禁止喝酒，酒的热作用可引起淋巴结疼痛、增生。

# 自养

## ★ 治疗方法

对于患有淋巴瘤的患者来说，医生应该针对患者身体情况、疾病病理类型，再结合临床分期，选择不同的治疗方案。在此特别强调首次治疗的重要性，若处理不恰当，后续治疗就显得尤为棘手，疗效降低。故一旦确诊为淋巴瘤，最好找正规专科医生治疗，这也是治愈的关键所在。常用治疗方法有如下几种。

### 🌿 联合化疗

绝大多数淋巴瘤都需采用联合化疗。常用方案有 MOPP（氮芥，长春新碱，甲基苄肼，泼尼松），ABVD（阿霉素，博来霉素，长春花碱，达卡巴嗪），CHOP（环磷酰胺，阿霉素，长春新碱，泼尼松），BACOP（博来霉素，阿霉素，环磷酰胺，长春新碱，泼尼松），有些需采用大剂量氨甲蝶呤、阿糖胞苷及鬼臼类药物治疗。

### 🌿 放疗

常用$^{60}$钴或加速器，剂量是 40~60 戈瑞，持续 4~6 周，依病情而定。

### 🌿 免疫治疗

部分淋巴瘤患者放疗、化疗结束后，采用干扰素治疗，能提高治愈率。

▲单克隆抗体美罗华（利妥昔单抗）对 CD20 阳性 B 细胞恶性淋巴瘤有效。

▲骨髓移植/外周血造血干细胞移植术

为目前高度恶性淋巴瘤、部分治疗后复发或首次治疗未缓解患者的最佳

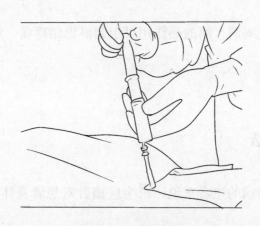

选择。

## 🌸 手术治疗

仅限于取活检病理检查明确诊断，或切除结外器官的淋巴瘤，如骨、肠道、肺、肾、睾丸等病灶切除，术后仍需采用放疗或化疗。

对于晚期淋巴瘤患者，可以采取中药的保守治疗。不能进行手术治疗，化疗可以缓解症状，但是还需中药的配合治疗，如使用人参皂苷 $Rh_2$ 能够补益元气，增加白细胞，增强机体免疫力和抵抗力，抑制癌细胞的生长增殖，诱导癌细胞向正常细胞转化，可以提高患者的生活质量，延长患者的生命。

## ★ 食疗

### 🌸 羊骨粥

羊骨 1000 克、粳米 100 克、细盐少许、葱白 2 根、生姜 3 片。将鲜羊骨洗净敲碎，加水煎汤，取汤代水，同粳米煮粥，待粥将成时，加入细盐、生姜、葱白等调料，稍煮二三沸即可。适应证为恶性淋巴瘤放疗后肝肾阴虚。每日食用 1~2 次。

### 🌸 枸杞松子肉糜

肉糜 100~150 克，枸杞子、松子各 100 克。将肉糜加入黄酒、盐等调料，在锅中炒至半熟时，加入枸杞子、松子，再同炒即可。适应证为恶性淋巴瘤放疗后阴虚内热。每日 1 次，作副食服之。

### 🌸 猪肾慈姑汤

光慈姑 30 克、猪肾及睾丸各 1 个，盐、葱、姜各少许。将光慈姑浸泡 2 小时后，煎汤，滤过汤液，再将猪肾、睾丸洗净，去掉杂物，切成方块状，加入光慈姑滤过后汤液，一同煮后加入盐、葱、姜，文火煮至熟即可。适用于恶性淋巴瘤化疗后的精血亏虚。

## 淮杞三七汤

三七 17 克，淮山药 32 克，枸杞子 26 克，桂圆肉 25 克，猪排骨 300 克，食盐、胡椒粉适量。三七、山药等中药均用布袋扎口后，和猪排骨放在一起，加四大碗清水。先大火后小火，炖煮 2~3 小时。放入盐、胡椒粉调味即可。可煎煮出 3 小碗。每次 1 小碗，吃肉喝汤。每 1~2 天吃一次。有生血补血、开胃健脾的功效。本汤适用于恶性淋巴瘤肿块增大迅速而舌有暗紫斑者。

## 豆芽凉面

绿豆芽 150 克，细面条 300 克，瘦肉丝 75 克，鸡蛋 1 个，黄瓜 1 条，蒜末少许，酱油、麻油各 4~6 毫升，盐、葱花、芝麻酱、沙拉油、冰开水、冷水适量。制法：面条煮熟，冰开水淋滤 2 次，加麻油拌匀放入碗中，存于冰箱中备用。芝麻酱同醋、食盐调匀，加入蒜末，瘦肉丝用沙拉油、葱花炒香，加酱油和冷水，熬成肉汁。鸡蛋摊成薄皮切丝，黄瓜擦丝，绿豆芽去尾用开水略烫。将上述调料和菜放入面条中，拌匀后即可食用。喜食醋者，可加少许米醋。

## 海带紫草牡蛎肉汤

海带 50 克，紫草 10 克，牡蛎肉 250 克。将海带用水发胀、洗净切细丝，放水中煮至熟软后，再放入紫草、牡蛎肉同煮，食盐、油适量调味即可食用。

## 山药杞子炖牡蛎肉

淮山药 30 克，枸杞 20 克，牡蛎肉 100 克。将山药洗净切片，枸杞洗净拣去杂质，牡蛎肉洗干净一起放入锅内，放水适量，放入姜丝、油、食盐适量，煮沸后转文火炖 30 分钟，即可食用。

## 海带猴头菇汤

干猴头菇 30 克，海带 50 克。将海带用清水浸泡，洗去咸味，切成条状。取猴头菇洗净，温水泡开，切成块，然后一起放入砂锅中加水适量煮汤，沸后加入油、上等鱼露、蒜、葱少量，再煮片刻即可服用。

### 海带拌银芽

海带 100 克，绿豆芽 300 克，豆干 100 克。将海带浸泡干净去咸味，切细丝，绿豆芽掐去芽冠及根须，豆干切细丝，将炒锅放旺火上，倒入花生油适量，油烧热，将海带、豆干、绿豆芽放炒锅内；加适量清水，炒至熟加适量醋、白糖、味精、上等鱼露，翻炒片刻，即可起锅食用。

# 真性红细胞增多症

真性红细胞增多症是一种原因未明的造血干细胞克隆性疾病，属骨髓增殖性肿瘤范畴。临床以红细胞数及容量显著增多为特点，出现多血质及高黏滞血症所致的表现，常伴脾大。真性红细胞增多症起病隐袭，进展缓慢，晚期可发生各种转化。真性红细胞增多症的发病机制尚未明确，但已知促红细胞生成素（EPO）和发病无关，其血清促红细胞生成素水平降低或低至无法检测。

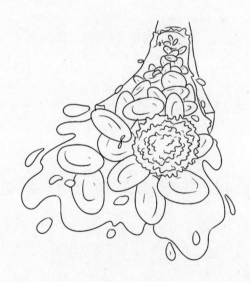

## 自查

### ★ 病因

本病的病因尚不清楚，大多数患者的血浆和尿中促红细胞生成素水平不但不增加，反而显著减少，细胞培养显示真性红细胞增多症患者红系祖细胞促红细胞生成素受体的数目、亲和力和表达与正常人无差异，对编码促红细胞生成素基因进行序列分析也未发现异常，上述结果显示该病的发病与促红细胞生成素受体无关。近代研究表明真性红细胞增多症不是正常干细胞的过度增生，而是由单一细胞起源的异常克隆性增殖所致。

骨髓红细胞系显著增生导致外周血细胞容量增多的发病机制可能与下列因素有关。

🌐 "内生性"红细胞克隆的形成

🌐 红系祖细胞对促红细胞生成素敏感性增强

🌐 多能干细胞水平增殖异常

🌐 细胞凋亡的异常

有研究发现真性红细胞增多症患者有核红细胞生存时间明显长于正常人。

🌐 其他

另有研究提示真性红细胞增多症患者血清中可能有一种糖蛋白，能刺激红细胞生成，对粒细胞和血小板也有刺激作用，称为骨髓刺激因子。

## ★ 临床表现

本病起病隐匿，常有数月至数年的无症状期，常在血常规检查时被发现。有的病例在出现血栓形成和出血症状后才明确诊断。很多症状和体征与血容量和血液黏滞度增高有关。最早出现的症状常为血液循环障碍和神经系统方面的有关症状。主要临床表现有以下几个方面。

🌐 皮肤改变

有特征性。表现为皮肤变红，特别是颜面、颈部和肢端部位。黏膜充

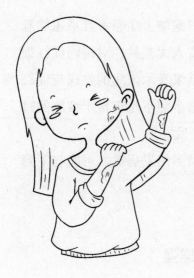

血，呈淡蓝色。Osler 描述其症状为"夏日如玫瑰红，冬日如靛青蓝"。常见毛细血管扩张、牙龈出血和鼻出血。也见皮肤发绀、紫癜、瘀点、含铁血黄素沉积，酒渣鼻和匙形甲。50% 患者患有水源性瘙痒，可由沐浴或淋浴促发引起瘙痒、灼热或刺痒感。通常持续 30～60 分钟，与水温无关。也可发生与水无关的瘙痒。血液和皮肤中组胺增多。

### 神经系统

头痛最为常见，50% 患者均有此表现，可伴头晕、眩晕和耳鸣、疲乏、健忘、肢体麻木、多汗等。严重者可出现盲点、复视和视物模糊等视觉异常。也可有心绞痛和间歇性跛行。少数患者以脑血管意外为首发表现就诊。该组症状主要是红细胞数增加、全血容量增多和血黏度增高而导致的血管扩张、血流缓慢淤滞和组织缺氧引起的。

### 出血

发生率 10%，主要是由于血管充血、血管内膜损伤、血小板第 3 因子减少、血小板功能紊乱及凝血机制异常导致出血倾向。常见为鼻出血、牙龈出血和皮肤黏膜上的瘀点和瘀斑。也可表现为消化道出血、拔牙后出血、月经量多等。

### 组胺增高的表现

本症伴粒细胞增加、嗜碱性粒细胞增多，后者富含组胺。组胺释放增加可致消化性溃疡，故本病患者消化性溃疡发生率为 10%～16%，较正常人高 4～5 倍，溃疡所致的上消化道大出血多见，可威胁生命。皮肤瘙痒也常见，40% 发生在热水浴之后，10% 可伴荨麻疹。

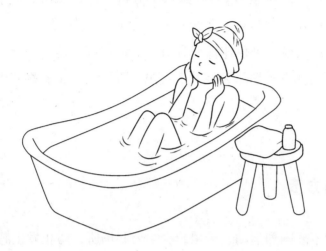

### 🍀 其他

本病骨髓细胞过度增殖，使核酸代谢过高，血液尿酸浓度升高，少数患者可发生尿酸肾病，表现为尿道结石和肾绞痛或痛风性关节炎症状。有些患者可发生胆结石、阻塞性黄疸和胆绞痛。最常见的体征是多血引起的面部、鼻、耳、唇、手掌和结膜充血，呈绛红色，如醉酒状。视网膜和口腔黏膜也显示充血。约70%以上患者动脉血压升高。约75%以上的患者可有脾大，通常为轻、中度增大，与继发性红细胞增多症有一定的鉴别诊断意义。约40%患者可能有肝大，随疾病的发展逐渐明显。

## ★ 诊断方法

诊断真性红细胞增多症的最主要依据是红细胞、白细胞、血小板增多和脾大，大部分患者在就诊时仅有上述特征中的两项或三项，部分患者甚至仅有红细胞增多，偶尔只有血小板增多或白细胞增多或脾大，因此有时真性红细胞增多症诊断很难确立。

有关实验室检查可分两个阶段进行：第一阶段包括全血细胞计数、尿常规、血清铁蛋白、维生素 $B_{12}$ 和叶酸水平分析，以及肌酐、肝功能、血象分析、腹部超声检查。在排除了常见继发性红细胞增多症以后，进行第二阶段检查，包括骨髓活检、染色体核型分析、血清促红细胞生成素水平测定、氧离曲线、肺功能试验、胸部 X 线片、心电图等以进一步鉴别和确诊。

# 自防

## ★ 预防方法

平时注意不要剧烈运动、劳累，少去公共场所，防止发生感染和出血。

◆控制每日摄入食物的总热量，以达到或维持理想体重为好。

◆食物的成分应该是低脂肪、适量蛋白质、高碳水化合物，其中高碳水化合物是指主食。

◆高纤维饮食，多选择如粗粮、蔬菜等食物，利于血糖和血脂的下降及大便的通畅。

◆清淡饮食，每日吃盐不超过 6 克。

◆坚持少量多餐，定时定量定餐。

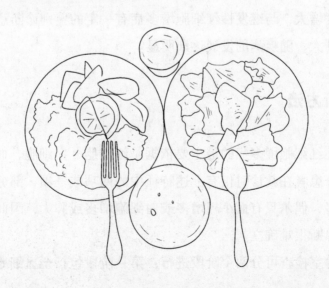

# 自养

## ★ 治疗方法

### 西医治疗

抑制骨髓红系细胞异常增生、降低血容量、降低血黏度、消除红细胞增多所致的各种症状和体征、减少血栓栓塞及出血性并发症、提高生活质量并延长生存期是治疗真性红细胞增多症的目标。

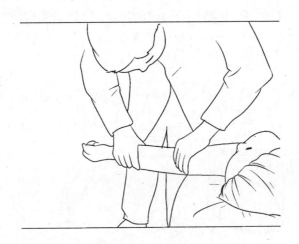

▲静脉放血

每周静脉放血2~3次，每次400毫升，直至血细胞比容（HCT）正常。此种治疗手段常可迅速缓解症状及降低红细胞容量，但不能使升高的白细胞和血小板计数下降，也不能缓解顽固的皮肤瘙痒及痛风发作。有心脑血管病或有血栓史者，放血宜慎重，每次以250毫升为好，每周至多2次，目标为血细胞比容维持于42%~45%。为防止血栓形成，放血后可静脉输注右旋糖酐40（低分子右旋糖酐）500毫升。反复放血者可致缺铁，需适当补充之。

▲骨髓抑制性治疗

（1）放射性核素治疗：$^{32}P$ 使用最多，其通过释放 β 射线阻止骨髓造血细胞的核分裂，从而抑制造血。经首剂静脉注射 2~3 毫克/平方米后，多数病例在 4~8 周内血象恢复正常。如 3 个月后血象未能纠正者，可第 2 次给药，剂量宜增加 25%。少数患者需第 3 次给药，但 1 年内总剂量不应超过 15 毫克。$^{32}P$ 也可口服给药，但剂量应增加 25%，分 2 次，间隔 1 周给予。$^{32}P$ 治疗的缓解率可达 75%~85%，疗效可持续半年至数年，并可降低血栓栓塞性并发症发生率。其缺点为如剂量过大可造成骨髓抑制，其次为治疗后急性白血病及实体瘤的发生率明显高于静脉放血者，尤其是远期急性白血病的发生率高达 10.3%。如 $^{32}P$ 治疗后再并用化疗者，急性白血病的发生率更高。鉴于上述原因，目前 $^{32}P$ 主要用于老年患者。$^{32}P$ 治疗者的中数生存期为 10.9 年。

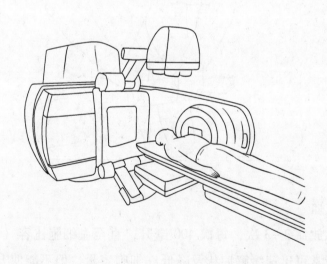

（2）化学药物治疗

a. 羟基脲（HU）：羟基脲在欧美应用最普遍，剂量为 1.5~2 克/天，几周内血象可达正常范围，再以 0.5~1.0 克/天维持。羟基脲疗效短暂，停药后血细胞比容常迅速反弹，故需持续用药。

b. 烷化剂：白消安在国内应用最多，剂量为 4~6 毫克/天。通常用药 1 个月左右才能控制血象，但作用持续时间明显长于羟基脲，因此可间断给药。

c. 三尖杉碱类：为我国首创的抗白血病药物，对急、慢性髓细胞性白血病均有效，20 世纪 80 年代应用于真性红细胞增多症后发现有较好的疗效。此类药物包括三尖杉碱和高三尖杉酯碱，剂量均为 2 毫克/天，静脉滴注或肌内注射，10~14 天为一疗程。

本病伴发的瘙痒治疗困难，可单用抗组胺药物如盐酸赛庚啶或与西咪替丁联合应用。其他如阿司匹林和补骨脂素联合使用 A 波段紫外线（PUVA）亦可应用。

## 中医治疗

▲气滞血瘀

治法：活血化瘀，软坚散结。

方药：用血府逐瘀汤合柴胡疏肝散加减。方用柴胡舒肝，枳壳理气，郁金开郁，川芎、赤芍、红花活血化瘀，莪术、土元软坚散结，生地益肾，甘草和中。

▲肝经实火

治法：清泻肝火。

方药：龙胆泻肝汤加减，胆草、青黛清肝经之实火，且黄芩、柴胡调肝清热，栀子泻三焦之火，生地、当归、赤芍滋肾活血养血，泽泻使热从下行，制方甚妙。

▲血热妄行

治法：清热凉血，引血归经。

方药：方用芩连四物汤合十灰散加减，取其芩、连、四物清热凉血，"十灰"止血，热去血自安，达引血归经之妙。

## ★ 防复发

◆有氧运动，做深呼吸，在氧气多的地方，微张开嘴慢吸气咽下。

◆心情愉快。

◆充足睡眠。

◆合理饮食，以植物性营养为主，定时、定量，只吃七分饱。

◆可多食绿茶、灵芝、螺旋藻、番茄、红薯、绞股蓝、蜂蜜、蜂王浆、花粉、海带、山楂等。

# 骨髓纤维化

骨髓纤维化（MF）简称髓纤，是一种由于骨髓造血组织中胶原增生，其纤维组织严重地影响造血功能所引起的一种骨髓增生性疾病，原发性髓纤又称骨髓硬化症、原因不明的髓样化生。本病具有不同程度的骨髓纤维组织增生，以及主要发生在脾、其次在肝和淋巴结内的髓外造血，典型的临床表现为幼粒-幼红细胞性贫血，并有较多的泪滴状红细胞，骨髓穿刺常出现干抽，脾常明显增大，并具有不同程度的骨质硬化。

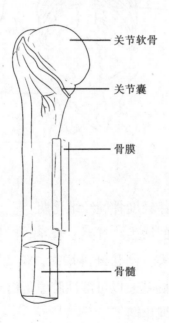

关节软骨

关节囊

骨膜

骨髓

## 自查

### ★ 病因

尚未阐明，一些学者认为骨髓纤维化是由于某种异常刺激使造血干细胞发生异常反应，导致纤维组织增生，甚至新骨形成，骨髓造血组织受累最终导致造血功能衰竭。

骨髓纤维化主要病理改变为骨髓纤维化及脾、肝、淋巴结的髓外造血。骨髓纤维化的发生是由中心逐渐向外周发展，先从脊柱、肋骨、骨盆及股骨、肱骨的近端骨骺开始，以后逐步蔓延至四肢骨骼远端。

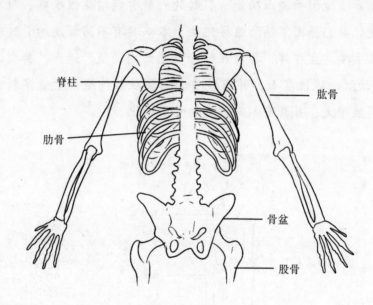

◆早期全血细胞增生伴轻度骨髓纤维化期

骨髓细胞呈程度不一的增生。红系、粒系、巨核细胞系均增生，以巨核细胞最明显。脂肪空泡消失，网状纤维增多，但尚不影响骨髓的正常结构。造血细胞占70%以上，骨髓基质以可溶性胶原蛋白增加为主。

◆中期骨髓萎缩与纤维化期

纤维组织增生突出，占骨髓的40%~60%，造血细胞占30%，巨核细胞仍增生。骨小梁增多、增粗，与骨髓相邻部位有新骨形成。各个散在造血区域被由网状纤维、胶原纤维、浆细胞和基质细胞形成的平行束状或螺旋状物质分隔。

◆晚期骨髓纤维化和骨质硬化期

骨髓纤维化终末期。以骨质的骨小梁增生为主，占骨髓的 30%～40%。纤维及骨质硬化组织均显著增生，髓腔狭窄，除巨核细胞仍可见外，其他系造血细胞显著减少。此期骨髓基质成分中聚合蛋白为主，主要表现为纤维连接蛋白、外连接蛋白和生腱蛋白（TN）分布增加。

◆对 JAK2V617F 基因突变的研究

近年来，研究者发现，超过一半的骨髓增殖性肿瘤（包括骨髓纤维化，真性红细胞增多症和原发性血小板增多症）患者可检测到 JAK2V617F 基因突变，认为发病与该基因突变有关，并研制针对该基因的药物。

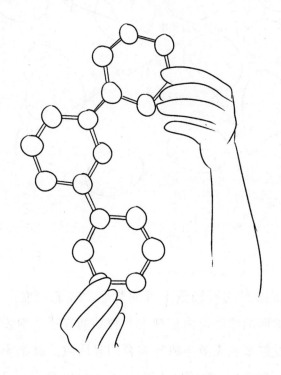

### ★ 临床表现

典型表现见于青壮年，以发热、疲乏、咽峡炎、淋巴结肿大、肝脾大为最常见症状，症状和体征变化多样，还可累及肝脏、心、脑、肾、胰、肺及皮肤等。

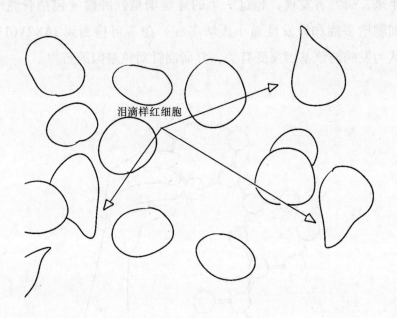

泪滴样红细胞

### 血象

大多数患者就诊时均有轻重不等的贫血，晚期贫血严重。通常属正细胞、正色素型。贫血的原因可由于脾大、脾功能亢进、继发叶酸缺乏、血浆容量相对增多以及红细胞无效生成等综合因素所致。红细胞明显大小不一及畸形，有泪滴样及多染性红细胞。网织红细胞轻度增多至2%～5%。约70%的病例血片出现幼红细胞、幼粒细胞是本病特征之一。

白细胞计数增多，一般在（10～20）×10⁹/升，很少超过50×10⁹/升，分类以成熟中性粒细胞为主，也可见到中幼粒细胞、晚幼粒细胞，甚至原粒细胞和早幼粒细胞，多数在 5% 以下。嗜酸性粒细胞和嗜碱性粒细胞也可轻度增多。

血小板计数高低不一，约 1/3 病例血小板可增多，个别达 $1000×10^9$/升。外周血片可见大而畸形的血小板，偶见巨核细胞碎片；晚期血小板减少。血小板功能有缺陷。

### 骨髓涂片及活检

骨髓穿刺约有 1/3 的病例呈现干抽现象。骨髓涂片有核细胞增生低下，也可表现为增生性骨髓象。骨髓活检找到大量网状纤维组织，为诊断本病的依据。根据骨髓中保留的造血组织和纤维组织增生的程度不同，骨髓病理改变可分为三期：①早期全血细胞增生伴轻度纤维组织增生；②中期骨髓萎缩和纤维化；③晚期骨髓纤维化和骨质硬化。

### 组织化学检查

约 2/3 的慢性病例表现为中性粒细胞碱性磷酸酶活性增高，但随病程进展逐渐降低。

### 脾穿刺液涂片

涂片显示淋巴细胞和粒、红、巨核三系细胞均增加，提示髓外造血。晚期病例脾穿刺涂片如骨髓象，脾穿刺涂片诊断价值较大，但有出血危险性，必须慎重考虑，周密准备。

### 肝穿刺活检

与脾相似，有髓外造血表现，肝窦中有巨核细胞和幼稚造血细胞为其特征。

### X 线检查

约有 50% 的病例 X 线检查有典型骨质硬化表现，骨质密度不均匀性增加，伴有斑点透亮区，形成所谓毛玻璃样改变；也可见到骨质疏松、新骨形成及骨膜花边样增厚。骨质变化好发于长骨的干骺端，脊椎、骨盆、下肢长骨、肱骨、肋骨等尤为明显，部分病例也有颅骨变化。

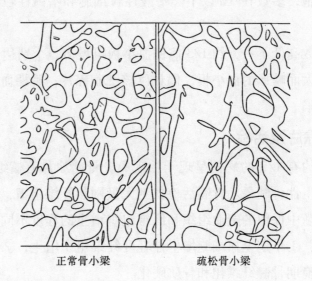

正常骨小梁　　　　　疏松骨小梁

### 放射性核素骨髓扫描

放射性胶体（$^{99m}$锝–硫胶体植物钠）、$^{52}$铁、$^{111}$铟等能为体内红骨髓、脾、肝等摄取而出现放射浓缩区。髓纤病肝、脾等髓外造血区积累大量放射性核素，长骨近端等有髓纤改变的红骨髓则不能显示放射浓缩区。

### 其他

约半数患者 C 组染色体呈三体性异常，但未见有费城染色体。血清尿酸、碱性磷酸酶、乳酸脱氢酶、维生素 $B_{12}$ 及血液组胺均见增高。

## 自防

### ★ 预防方法

### 预防

避免接触放射线及苯、铅等化学物质。因职业需要经常暴露在这些损害性因素下者应严格执行防护措施。日常生活、饮食起居应有规律，劳逸结合，饮食应有节制，尤其要注意勿进食过多煎炸、熏烤、过焦、胶质食物，避免、排除不良情绪的影响，保持乐观、活泼的心理状态，进行适当的体育活动，如慢跑、打太极拳等以通畅气血、调节身心。若患有慢性粒细胞白血病、骨髓炎、骨结核等疾病者，应积极、耐心、持久、规范地治疗，防止病情进一步发展变化，尤其强调应用中医药辨证论治以减轻西药的毒副作用、调补身体，可减少继发髓纤。

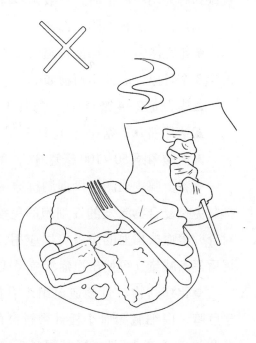

### 调理

▲生活调理

适当加强锻炼，增强体质，以减少发生感染的机会。生活起居有规律。

▲饮食调理

加强营养，多补充蛋白质及各种维生素。可适当多进补肾、养血的食物，如核桃、红枣、花生等。

▲精神调理

保持豁达乐观的情绪，树立战胜疾病的信心，培养坚强的意志。

# 自养

## ★ 治疗方法

由于骨髓纤维化发病隐袭，病情进展缓慢，在疾病早期如症状不明显、贫血和脾大均不严重时，一般无需特殊治疗或对症治疗。骨髓纤维化的治疗要根据病情、病程不同而选择。

◆雄性激素可以加速骨髓中红细胞的成熟及释放，使贫血减轻，一般需治疗3个月以上。常用药物如下。

▲康力龙2~4毫克/次，每日3次，口服。

▲达那唑0.2克/次，每日3次，口服。

▲丙酸睾酮50~100毫克/次，每日或隔日1次，肌内注射。

◆肾上腺皮质激素可抑制抗原–抗体反应，使脾内的红细胞破坏减少或抑制免疫复合物激发的红细胞的免疫性破坏，并可改善毛细血管的通透性。对合并溶血或出血的患者可以应用，一般选用泼尼松40~60毫克/日，2~3周后逐渐减量，可使出血症状减轻或输血次数减少。

◆化疗药物对骨髓造血组织有抑制作用，适用于巨脾、白细胞和血小板计数过高的病例。可选用马利兰2~4毫克/日或羟基脲0.5~1.0克/日。中药可缓解化疗出现的一系列副作用。

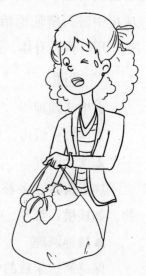

不同类型骨髓纤维化需要不同的方法进行治疗。骨髓纤维化会导致神疲乏力、心慌气短、头晕目眩；一些患者还会有不想吃饭、脸上无光泽、痞块坚硬以及疼痛不移等表现，病情重一些的患者会有舌淡或舌暗、脉弦沉细等情况，此时应根据不同的病症对患者进行治疗。

## ★ 食疗

### 人参炖瘦肉

红参或西洋参10克，瘦猪肉少许，加水200毫升，文火炖2小时，加盐少许食用，可大补元气。

### 乌鸡炖枸杞

干乌鸡半只，枸杞子 10 克，加水 300 毫升，生姜 2 片，文火炖 2 小时，加盐少许食用。

### 黑豆羊肉汤

黑豆一小把，生姜 2 片，羊肉 50 克，文火炖 2 小时，加盐少许食用。

### 黑豆塘虱汤

黑豆一小把，炒香，生姜 2 片，塘虱鱼 1 条，洗净，加水 1000 毫升，文火熬 1 小时，加油、盐少许食用。

### 圆肉黑豆羊肉汤

龙眼肉（桂圆）5 克，黑豆一小把，生姜 2 片，羊肉 50 克，文火炖 2 小时，加盐少许食用。

 **温馨提示：**

骨髓纤维化患者吃什么对身体好？

◆加强营养，多补充蛋白质及各种维生素。

◆可适当多进补肾、养血的食物，如核桃、红枣、花生等。适用于贫血、虚弱等症状及化疗后骨髓抑制者。

骨髓纤维化患者吃什么对身体不好？

◆要注意勿进食过多煎炸、熏烤、过焦、胶质食物。

◆应避免刺激性食物、过敏性食物以及粗、硬食物，有消化道出血患者应禁食，出血停止后给予冷、温流质，以后给予半流质、软食、普食。

# 传染性单核细胞增多症

传染性单核细胞增多症也被称为"接吻病"，是由EB病毒（EBV）所致的急性自限性传染病，通常是通过唾液、飞沫散播。临床特征为发热、咽峡炎、淋巴结肿大，外周血淋巴细胞显著增多并出现异型淋巴细胞，嗜异性凝集试验阳性，感染后体内出现抗EB病毒抗体。

## 自查

### ★ 病因

EB病毒属疱疹病毒科。病毒呈球形，直径约180纳米，衣壳表面附有脂蛋白包膜，核心为双股DNA。病毒对生长环境要求极为特殊，仅在非洲淋巴瘤细胞、患者血液、白血病细胞和健康人脑细胞等培养中繁殖，因此分离病毒困难。但在培养的淋巴细胞中用免疫荧光或电镜法可检出该病毒。

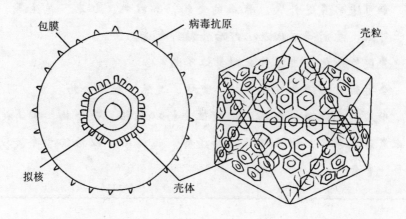

包膜　　　　病毒抗原　　　　壳粒

拟核　　　　壳体

### 传染源

病毒携带者及患者为本病的传染源。

### 传播途径

80%以上患者鼻咽部有 EB 病毒存在，经口鼻密切接触为主要传播途径，也可经飞沫及输血传播。

### 易感人群

人群普遍易感。

本病的发病原理尚未完全阐明。病毒进入口腔后可能先在咽部淋巴组织内增殖，后侵入血液导致病毒血症，继之累及淋巴系统和各组织器官。由于 B 淋巴细胞表面具有 EB 病毒受体，故极易受累。B 淋巴细胞感染后增生活跃，其抗原性发生改变，后者可引起 T 淋巴细胞防御反应，形成细胞毒性效应细胞直接破坏受感染的 B 淋巴细胞。这种细胞免疫反应是本病病程呈自限性的重要因素。B 淋巴细胞受破坏后释放自身抗原，激发自身抗体的产生，从而引起一系列并发症。

本病的主要病理特征是淋巴网状组织的良性增生。肝脏有各种单核细胞浸润，库普弗细胞增生及局灶性坏死。脾大，脾窦及脾髓内充满变形淋巴细胞，质脆、易出血，甚至破裂。淋巴结肿大，不形成脓肿，以副皮质区（T 淋巴细胞）增生显著。全身其他脏器如心肌、肾、肾上腺、肺、皮肤及中枢神经系统等均可有充血、水肿和淋巴细胞浸润。

## ★ 临床表现

本症可能通过直接接触和飞沫传染。好发于儿童和青壮年。潜伏期成人为 33~39 天，儿童 10 天左右。起病缓慢。常有头痛、乏力等前驱症状。发热为无定型，可以短暂低热，也可高热，体温高达 40~41℃，热型为不规则型或稽留热，可持续 2 周以上。少数不发热。常伴有寒战、肌肉酸痛或多汗。发病几天后出现咽峡炎，表现为弥漫性膜性扁桃体炎，软腭、硬腭联合部可有出血点。淋巴结肿大，约见于 70% 病例，全身淋巴结均可被累及，呈中等硬度、无压痛，不粘连、不化脓，消退缓慢。大约 50% 病例有轻中度脾大。也可累及肝脏。

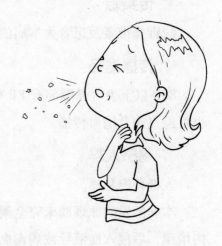

少数出现神经系统异常、肾炎、肺炎、心肌炎及紫癜等症状。10%～15% 患者在发病后 4～6 天出现皮疹，通常为斑疹、斑丘疹、麻疹样、荨麻疹样及猩红热样皮疹。皮疹分布于躯干、上肢、面部、前臂及双下肢。皮疹多在几天内消退。病程数周。可以复发。有人提出慢性型病程为 3 个月至 4 年不等。

### 发热

高低不一，多在 38～40℃ 之间。热型不定。可呈弛张型、不规则型或稽留型。热程自数日至数周，甚至数月。可伴有寒战和多汗。中毒症状多不严重。病程早期可有相对缓脉。

### 淋巴结肿大

见于 70% 的患者。全身淋巴结皆可被累及，以颈部淋巴结肿大最为常见，腋下及腹股沟部次之。胸廓、纵隔、肠系膜淋巴结偶亦可累及。直径 1～4cm，质地中等硬，分散，无明显压痛，不化脓、双侧不对称等为其特点。消退需数周至数月。肠系膜淋巴结肿大可引起腹痛及压痛。

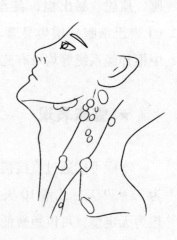

### 咽痛

虽仅有半数患者主诉咽痛，但大多数病例可见咽部充血，少数患者咽部有溃疡及假膜形成，可见出血点。牙龈也可肿胀或有溃疡。喉和气管的水肿和阻塞少见。

### 肝脾大

仅 10%患者出现肝大，肝功能异常者则可达 2/3。少数患者可出现黄疸，但转为慢性和出现肝衰竭少见。50%以上患者有轻度脾大，偶可发生脾破裂。检查时应轻按以防脾破裂。

### 皮疹

约 10%的病例在病程 1~2 周出现多形性皮疹，为淡红色斑丘疹，亦可有麻疹样、猩红热样、荨麻疹样皮疹，多见于躯干部，一周内隐退，无脱屑。比较典型者为黏膜疹，表现为多发性针尖样瘀点，见于软腭、硬腭的交界处。

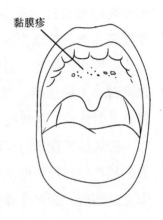

黏膜疹

神经系统症状见于少数严重的病例。可表现为无菌性脑膜炎、脑炎及周围神经根炎等。90%以上可恢复。临床上可出现相应的症状。脑脊液中可有中度蛋白质和淋巴细胞增多，并可见异型淋巴细胞。预后大多良好，病情危重者痊愈后也多不留后遗症。死亡率约 1%。

本病的病程自数日至 6 个月不等，但多数为 1~3 周，偶有复发，复发时病程较短，病情也轻。少数病例的病程可迁延数月、甚至数年之久，称之为慢性活动性 EB 病毒感染。

## ★ 诊断方法

### 诊断标准

传染性单核细胞增多症是由 EB 病毒感染引起的传染病，以发热、咽痛、淋巴结肿大、脾大和外周血淋巴细胞增多并出现异型淋巴细胞为特征。检测血清抗 EB 病毒免疫球蛋白 M 阳性可确诊。

成人传染性单核细胞增多症临床表现多种多样，可累及多个脏器，容易误诊和漏诊，如由于早期有发热、头痛、扁桃体炎表现，易误诊为上呼吸道感染、化脓性扁桃体炎；当突出表现为淋巴结肿大、发热时易误诊为淋巴结炎、淋巴瘤；当有乏力、食欲不振、尿黄，化验肝功转氨酶明显升高时易误诊为肝炎；当有发热、头痛、肾功能损害、血小板减少、白细胞总数升高时可误诊为流行性出血热等；另外由于该病皮疹多种多样，也可误诊为猩红热、风疹等，导致该病早期不能得到及时诊治，病程延长，病情加重。

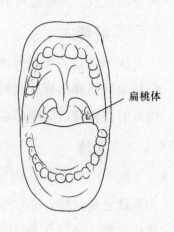

扁桃体

造成该病误诊的原因可能包括：①临床医生问诊及查体不认真细致，仅根据某些特点轻易得出结论；②有些医生缺乏对本病的认识，既往工作中从未见过该病；③对外周血白细胞结果不仔细分析，仅看到总数的升高，未注意淋巴细胞比例；④检验科医生对末梢血异型淋巴细胞认识不足，未能正确识别异型淋巴细胞。

因此，对于有发热、淋巴结肿大、咽痛伴外周血淋巴细胞增多、有异型淋巴细胞、肝损害的患者，应高度警惕传染性单核细胞增多症，及时进行特异性检查以明确诊断。

▲流行病学资料

应注意当地流行状况、是否曾赴流行地区出差旅游、周围有无类似患者，以便协助诊断。

▲临床表现

主要为发热、咽痛、颈部及其他部位淋巴结肿大、肝脾大、多形性皮疹，但本病临床表现变异较大，散发病例易误诊，尤其在无实验室检查条件的情况下，诊断困难较大。

### 🐢 鉴别诊断

巨细胞病毒病的临床表现酷似本病，该病肝、脾大是由于病毒对靶器官细胞的作用所致，传染性单核细胞增多症则与淋巴细胞增殖有关。巨细胞病毒病中咽痛和颈淋巴结肿大较少见，血清中无嗜异性凝集素及 EB 病毒抗体，确诊有赖于病毒分离及特异性抗体测定。本病也需与急性淋巴细胞白血病相鉴别，骨髓细胞学检查有确诊价值。儿童中本病尚需与急性传染性淋巴细胞增多症鉴别，后者多见于幼儿，大多有上呼吸道症状，淋巴结肿大少见，无脾大；白细胞总数增多，主要为成熟淋巴细胞，异常血象可维持 4~5 周；嗜异性凝集试验

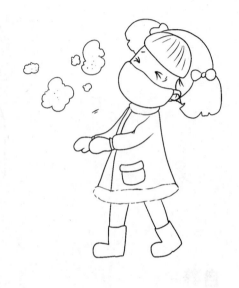

阴性，血清中无 EB 病毒抗体出现。此外本病尚应与甲型病毒性肝炎和链球菌所致的渗出性扁桃体炎鉴别。

# 自防

## ★ 预防方法

本病尚无有效的预防措施。有学者主张急性期应进行呼吸道隔离，其呼吸道分泌物宜用漂白粉、氯胺或煮沸消毒，但也有学者认为隔离患者并无必要。患者恢复后病毒血症可能长达数月，故如为献血员，其献血期限必须至少延至发病后 6 个月。本病免疫预防尚在探索中。

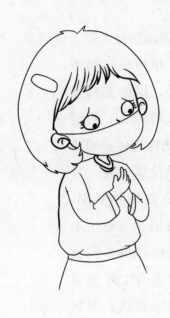

# 自养

## ★ 治疗方法

　　本病的治疗为对症性，疾病大多能自愈。急性期特别是并发肝炎时应卧床休息。抗生素对本病无效，仅在咽部、扁桃体继发细菌感染时可加选用，一般以采用青霉素 G 为妥，疗程 7~10 天。若给予氨苄青霉素，约 95% 患者可出现皮疹，通常在给药后 1 周或停药后发生，可能与本病的免疫异常有关，故氨苄青霉素在本病中不宜使用。有研究认为甲硝唑及氯林可霉素对本病咽峡炎症可能有助，提示合并厌氧菌感染的可能，但氯林可霉素亦可导致皮疹。肾上腺皮质激素对咽部及喉头有严重病变或水肿者有应用指征，可使炎症迅速消退，及时应用尚可避免气管切开。激素也可应用于有中枢神经系统并发症、血小板减少性紫癜、溶血性贫血、心肌炎、心包炎等。

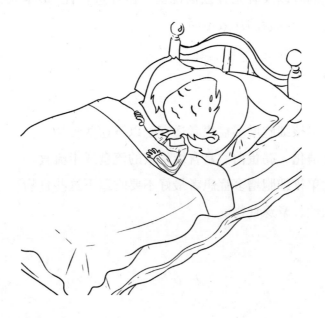

应随时警惕脾破裂发生的可能，及时确诊、迅速补充血容量、输血和进行脾切除，常可使患者获救。

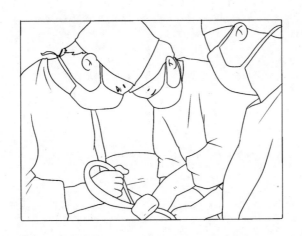

阿昔洛韦及其衍生物在体外试验中有拮抗 EB 病毒的作用，但此类药物不必常规地应用于一般的传染性单核细胞增多症患者，惟有伴口腔毛状黏膜

白斑病的艾滋病者以及有充分证据说明是慢性进行性 EB 病毒感染者可考虑应用此类制剂。干扰素的疗效不明。

## ★ 食疗

◆传染性单核细胞增多症患者适宜吃以下这些食物

清淡、易消化、高蛋白、富含维生素的流食或半流食。

◆传染性单核细胞增多症患者最好不要吃以下这些食物

干硬、酸性、辛辣食物。